我是醫生，在監獄上班

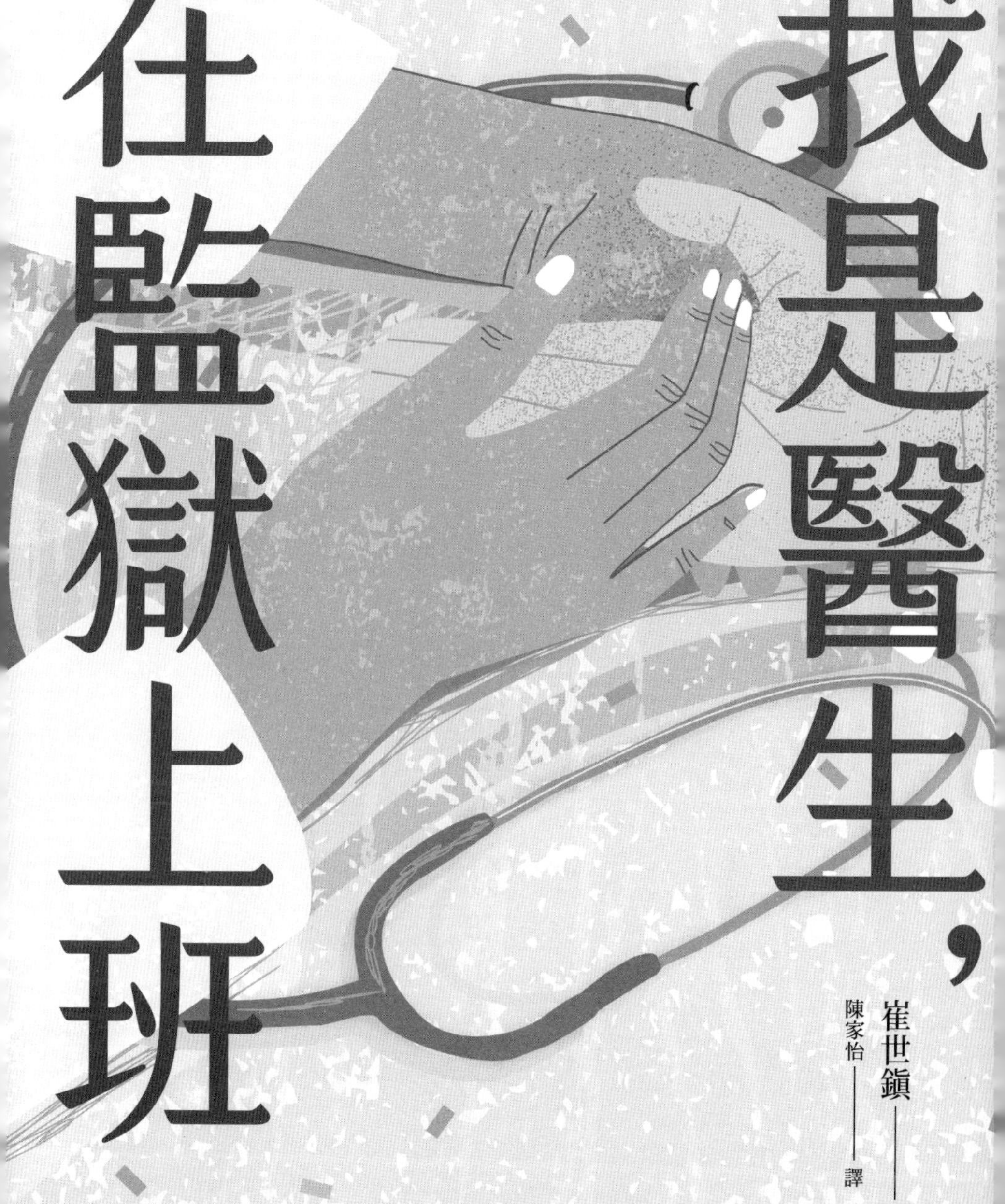

崔世鎮——著
陳家怡——譯

진짜 아픈 사람 맞습니다

*本書作者曾至順天監獄與首爾看守所服務，並外派到金泉少年監獄、大邱監獄、仁川看守所、光州監獄、首爾東部看守所工作。故本書提及之監獄與看守所非屬特定單位，收容人資訊也皆匿名處理，特此說明。

推薦序

監獄、看守所是個與社會隔絕的區塊，社會大眾對監獄更是避之唯恐不及；收容人們在監獄內的生活是被社會遺忘、一直蒙著神祕的面紗。韓籍崔世鎭醫師異於一般的新科醫學系畢業生選擇到大的教學醫院進行畢業後的醫學訓練，卻走進監獄、看守所這個社會和人情冷漠的區塊去當「公共保健醫師」！去到那醫學與司法交界的邊陲地帶，從事三年期的基層醫療服務與征戰。

閱讀崔世鎭醫師《我是醫生，在監獄上班》的各章節，勾起個人當年因著「法務部公費生」公費服務到監獄當「專任醫師」那段幽遠青澀的歲月……。除了內心的共鳴之外，更是心有戚戚焉，從中佩服崔醫師的膽識與用心——涉獵並關懷監獄裡的收容人健康醫療問題。

二〇一九年初，個人回到羅東故鄉天主教靈醫會所屬的聖母醫院服務，本院係著重社會服務性質的教會醫院，承攬著宜蘭監獄收容人的住院醫療與門診。因此又重啟我這個公費生在履約服務完畢後，重新踏進監獄為收容人服務，去看專科門診。過去曾經歷練法醫師、加護病房重症醫師工作的旅程；當我再次為收容人服務看門診，並閱讀崔醫師這本新出的專書，不免回顧早年個人在當監獄醫師的繁重與風險，昨日的汗水涔涔無限感懷！

真感謝有人願意以醫師的角度來記錄監獄收容人的醫療與健康，並付梓回饋給世人！

本書尤其珍貴，讀者可以感受到很多不一樣的社會角度與閱讀體驗，舉例來說：

「我想去感受那些說不出口的傷痛，成為願意聆聽那些吶喊的醫生。」

——崔醫師的仁醫情懷。

「因為是醫生，所以能勇敢地說！」及引瑟古德‧馬歇爾語「別光等待其他人站出來發聲，當你看到不公不義的事，就應該大聲說出來，因為這是你的國家。」

——崔醫師的白袍聖潔與正義價值。

「……於是，我開始訴說我那不完美卻最熱血的監獄醫師生活。」、「懷抱堅定的意志與不滅的熱情。」

——熱血崔醫師的毅力不凡，不以監獄醫師為低下。

「無論患者與患者家屬是誰，身為一名醫師，我該堅持的態度和角色，絕對不會改變。」

——崔醫師的為醫初衷。

「Y收容人就像監獄圍牆裡的蒲公英，隨著一陣風，被吹到了外頭。那是我成為醫生之後，第一個冬天。」

——醫師心繫病人與人文底蘊。

「讓傷痛化為道路。」

——在收容人對面對挫折、黯淡困厄、中衰、貧困低下時，崔醫師的理念主張。

目前國內尚無以醫學的角度介紹監所的專書。日月文化出版社計畫將《我是醫生，在監獄上班》譯成繁體中文版並介紹給國內的讀者和社會。讓社會大眾對同在一個社會但被隔絕的監所收容人之醫療與生活能進一步瞭解；同時本書也是法律、獄政、警政、醫療相關人員體驗社會角落、豐富職業文化內涵的一本好書！

有感於年輕崔世鎭醫師的勇敢、熱情與對醫學的細膩。他記錄下服務期間對收容人進行矯正醫療觀察及非常特殊之詮釋，本人樂於為文為《我是醫生，在監獄上班》推薦。

羅東聖母醫院主治醫師
法務部頒定法醫師
林啓嵐

前言
故事，從一個「特別」的地方開始

多數醫學院生會選擇到曾經臨床見習過的醫院，開始自己的實習生活，在那些有名的大學附設醫院裡，穿起繡有自己名字的白袍。每個人的實習生活都不容易，但對於在知名大醫院實習的同學來說，他們擁有更多資源，有問題時可以問前輩同事或住院醫師，再往上還有研究醫師，然後是最具權威與聲望的教授，而且，他們的患者，大多是主動求醫，主動去醫院掛號的人們。

這可以說是醫學院生十之八九會走的一條路，但我卻選擇「脫隊」，闖入一群我從未接觸過的人群之中。畢業後，我在矯正機關（看守所和監獄）當了三年的公共保健醫師[1]代替入伍服役。其實我大可以和其他公共保健醫師一樣，選擇到外島或山區保健所服務。但基於一股好奇心，我選擇了人們避之唯恐不及的矯正機關。

在那之前，我從未去過矯正機關，也沒見過監獄官，更別說是收容人了。就這樣，我成為了收容一千五百名收容人的順天監獄唯一一名駐院醫師，從零開始，為我那最陌生的實習生活拉開了帷幕。

我們有句老話說，患者，是醫生最重要的老師。對於剛從醫學系畢業的人而言，絕對不可能有「一次就上手」這種事。而讓我步上軌道的，是監獄這個地方。我的老師，則是監獄裡的收容人們。

雖然我是自願進到監獄服務，但剛開始也經歷了一段混亂時期。人家都說起跑點很重要，難道是我站錯起跑點了嗎？如果在首爾大學附設醫院開始實習生活

1 在韓國，醫師有三種代替服役方式——公共保健醫師、軍醫官、兵役判定師。軍醫官是在全國各地部隊為軍人看診的醫師；兵役判定師則負責在兵務廳進行身體檢查並判定體位標準；公共保健醫師則是依照「農漁村等保健醫療之特別法」，在農漁村保健分所或保健所、矯正機構等醫療資源不足的地方提供服務。舉例來說，如果在鬱陵島突然閃到腰，到鬱陵醫院就醫時遇到的醫生，很有可能就是公共保健醫師。

的話，一切會不一樣嗎？還好最後，我撐過來了。很多我以為會不一樣的事情，最後並沒有改變，當然，也有不少超乎當初想像的部分。現在回想起來，這些「特別」的經驗好像並不糟，甚至可以說是無可替代的寶貴經歷。因為在監獄裡，有別的地方絕對遇不到的老師——我的收容人患者們。

在我的第一個「職場」，也就是順天監獄，每天平均看診人數是八十人。雖然工作時間是早上九點到傍晚六點，不過因為收容人有所謂「收封時間」（必須在下午四點回到房間），因此實際看診時間其實少於表定工作時間……但可別高興得太早，因為在表定診療時間以外，緊急要求看診的收容人不計其數。

我在這裡進行了各式各樣的醫療處置，一天一天慢慢累積經驗，剛開始難掩一身「菜味」，以前只用模型練習過傷口縫合，但在這裡，活生生的病患就這樣毫無預警出現在眼前。

用摔破的鏡子碎片割腕的收容人、跟同房的其他收容人打架打到眉毛撕裂的患者……要不是身在監獄，根本不可能有機會這麼頻繁見到的患者們，在這裡卻日復一日地出現。每次見到這些患者，我就會像「白色巨塔」裡的外科醫師，淡定地消毒、縫合傷口。或者應該說，「假裝」淡定。「沒事的，保持平常心。」我總是對自己這麼說，努力掩飾緊張的情緒。正因為有了這些過程，我才能學會用不同的視角去看待我的工作地點——監獄診間。

在監獄診間這個讓人又愛又恨的地方，無論是患者還是醫生，都逃不出對方的手掌心。當收容人想偷溜到監獄外看診時，醫生會睜大眼睛找出其中真正的病人；當病患拖著一身病來到診間求救，有些醫生會在看診前就一口咬定這些人在裝病。有些收容人會嚷嚷要把不認真看診的醫生告上國家人權委員會，但也有些醫生會仗著敬業精神絕不低頭，堅持繼續把份內工作做好。

然而，在監獄診間裡，最能近距離觀察收容人身體狀態的就是醫生，在最不舒服的時刻，當痛苦爬滿整張臉，終究會被醫生給發現。有些患者不知道自己已經生病了，甚至根本不清楚自己可以接受什麼樣的治療，看在醫生眼裡十分不捨。有人認為這些收容人根本不配當人，但也有醫生會將他們一視同仁，當作該被憐憫的患者，唯有這樣才能找到自己工作的意義。即便如此，監獄診間裡的每個瞬間，都像是一場又一場的角逐戰。我經常在監獄裡祈禱，希望自己不要被每天大大小小的狀況給擊倒。

為什麼當初會選擇到矯正機關工作？又是為了什麼自告奮勇將這些故事寫成一本書？不是因為我是多了不起的醫生，不是為了實現什麼遠大的理想，也不是因為我有多豐富的經歷，更不是因為擁有過人的文筆。

矯正機關這個地方，可以讓一個醫生，讓一個「人」，思考很多事情。在這裡，有太多相互矛盾的人事物共存。而我想透過這本書，和讀者分享三年來不斷在我腦海裡徘徊的一些疑問。究竟該不該把稅金用在治療犯罪者？究竟是社會的灰色地帶催生了犯罪者，還是一切都是因為人性本惡？究竟照護與監視有沒有辦法杜絕犯罪？究竟犯罪者有沒有辦法真的被矯正？犯罪者到底有沒有幸福的權利？過失與故意該如何區分？一個人的意志會在什麼情況下到達極限……於是，我開始訴說我那不完美卻最熱血的監獄醫師生活。

這本書，記錄著我在順天監獄和首爾看守所當公共保健醫師的三年。以及被外派到大邱監獄、金泉少年監獄、光州監獄、首爾東部看守所工作，在危急時刻和新冠肺炎搏鬥的點滴。對於剛披上白袍還沒幾年的我而言，與其說這本書裡充滿沉重的文字，我更希望用有趣的筆觸去詮釋這些故事當中存在的意義。真心希望這本書，能帶給各位讀者一場與眾不同的閱讀體驗。

目次

推薦序　／林啓嵐　004

前　言　故事，從一個「特別」的地方開始　008

第一章　陌生的風景

死刑台前的診間　020

我是詐病鑑定師　026

診療時間　033

除了藥物成癮之外，一切正常　039

來自監獄外的好奇心　047

紋身，究竟是何方神聖？　056

第二章　再怎麼說，也是病患

Y的故事　064
拜託別把身體當人質　069
「腳」的觀察　073
是病入膏肓，還是痛不欲生？　078
當醫生遇見醫生　087
醫生的角色　090
監獄裡放羊的孩子　093
矯正機關裡的外國人　098

第三章　監獄裡的人們

M的故事　104
戒護科與醫療科　108
寫陳述書那天　113
別把電視劇當真　118
暫停受刑的現實面　126
生殖器的大小真有這麼重要嗎？　132
我是受害者　137

第四章　赤裸的我們

冬天的訪客們　142
為什麼要對小偷這麼好？　146
讓隱形的刑罰消失　152

新的嘗試 157
不是所有人都詐病 164
讓傷痛化為道路 169

第五章　當圍牆邊的花朵綻放

死刑犯的新年賀卡 176
我在金泉與大邱——新冠肺炎有感（一） 181
比暴動更可怕的事——新冠肺炎有感（二） 187
少一點仇恨，多一點愛與包容 195
談矯正機關之韓國與美國差異 201
心與心的連結 207

後　記　因為是醫生，所以能勇敢地說 214

第一章

陌生的風景

韓國有關刑罰執行與收容人待遇之法律 第二條

一、「收容人」意指依照法律與正當法律程序，收容於監獄、看守所與相關單位（以下稱「矯正機關」）的收容人、未決收容人、死刑確立者等人。

二、「收容人」意指被宣告徒刑、監禁、拘留且裁罰確立並遭收容於矯正機關者，以及因未確實繳納罰金或罰鍰而遭處勞役場所留置命令，而遭收容於矯正機關者。

三、「未決收容人」意旨犯罪嫌疑人、以刑事被告之名遭逮捕者、因逮捕令執行而遭收容於矯正機關者。

四、「死刑確立者」意指被宣告死刑且裁罰確立並遭收容於矯正機關者。

死刑台前的診間

迎向美好的明天，充滿希望的矯正

從宿舍出發，步行約十五分鐘，就會看見看守所大門招牌。再往前走，通過五道門，就會抵達我每天打卡上班的診間。走過一道又一道的門，不禁讓人產生一種置身京都「伏見稻荷大社千本鳥居」（由超過一千座的赤紅色鳥居排列成的長長隧道）的錯覺。鳥居是人間與神界的交界點，看守所這一道道的門，卻不是通往神界，而是進入一個「矯正世界」。這個世界，大概類似《神隱少女》裡隧道另一頭的那個神祕村落。

電影中，神祕村落裡的人們都沒有名字，而收容在這裡的人，名字則被編號取代。在這個世界裡，多的是不被允許的事，比如男性收容人的空間裡不允許出現女性，反之亦然。

翻遍網路地圖，也絕對找不到矯正機關的正確位置。因此必須先搜尋「首爾看守所十字路口」，掌握好大概地理位置，抵達定點後，再依指標前往目的地。點開衛星地圖，看到的也只是一大片被樹林覆蓋的地區。這是因為矯正機關屬於「國防機要設施」，如此歸類的原因，存在好幾種說法。其中一說，是擔心發生戰事時，若矯正設施遭破壞，收容人逃出，會引發社會動盪不安，但這也只是傳言而已。話說回來，以前是真的有一種隸屬軍方的「警備矯導隊」編制，有些役男會被分發到矯正機關去服兵役。

穿越第一道門，一步步往診間的方向走。這道寫著「迎向美好的明天，充滿希望的矯正」、充滿教化意味的門，叫作「外正門」。必須佩戴法務部公務員證，才能通過這道門。每當脖子上掛著職員證，我的心情便會不自覺跟著好起來。「法務部」這三個字還真是討人喜歡。像我這種行醫的人，一輩子能掛上法務部職員證的機會，應該也不多。

全國五十一所矯正機關皆為矯正本部管轄，矯正本部則隸屬法務部。這也許可以算是常識，但坦白說，在進入看守所工作之前，我連這麼簡單的事情都一問三不知，就知道我有多漠不關心。

位於外正門與監獄圍牆之間的，是一個類似矯正園區的地方。不被歸類於機密設施的典獄長室、各種行政辦公室，以及接見室都在這一區。其他還有像是停車場、網球場、武藝館也都在這裡。首爾看守所因為規模龐大，園區內還有職員專用幼兒園和矯正委員專用設施。

第二道門是內正門。從這道門穿越圍牆，就能進入監獄內部。職員以外的一般訪客，必須在這裡接受安檢才能進出。除了得將手機等 3C 產品寄放在這裡，還必須透過 X 光機檢查個人物品。會經由這道門進入監獄內部的，通常有律師、志工，或是偵查人員。除非是出獄，否則收容人絕不可走出內正門。

穿越內正門後，是一個看起來像操場的寬闊空間。在這裡經常可以看到穿戴防護裝備的收容人上下護送車。這些人通常是要出庭，或是被移送到其他設施。看著眼前這些上下車的收容人，才突然有一種「原來我真的在監獄裡」的感覺。

另外，移送急救患者的救護車，也會在這裡待命。

再往前走，就會抵達收容樓，這裡才是收容人生活的地方。進到收容樓，會看到整個矯正機關裡規模最大的戒護科辦公室和職員休息室。跟其他職員休息室不同的是，這裡有手機寄放箱。除了特定人員之外，其他職員在工作時必須把手機寄放在此。因為從下一道門開始，是禁止攜帶手機進入的。

為何此處手機管得這麼嚴呢？絕大多數的規定，都是因為曾經出過狀況而被制定出來，這條手機禁令也是。其實早先這裡是可以使用手機的，但據說後來爆出有收容人和監獄官透過手機進行金錢交易的弊案。對於與外界隔絕的收容人來說，手機確實是無比珍貴的存在。美劇《勁爆女子監獄》（Orange Is the New Black）中，就有偷帶手機入獄的收容人死命將手機往廁所牆壁裡藏的情節，我想這應該不是只有在美國才會上演。

剛開始在順天監獄工作時，對於不能使用手機這件事感到十分無奈。畢竟平常手機不離身，在沒有手機的情況下，度過漫長的七、八小時，直接逼出了我的「戒斷症狀」。

在解釋「戒斷症狀」的時候，通常會用「不安與焦慮」來形容，而這正是無法使用手機的我所處的狀態。不過幸好幾天後便順利克服，現在反而很享受手機不在身邊的感覺。

穿越首爾看守所的收容樓之後，會有一個辦理入獄、出獄、出庭的地方。這裡的人們，介於服刑與出獄之間。最後，再走過鐵門，就終於抵達收容人生活的空間——由許多舍房所組成的「舍棟」。

宛如監獄電影一般，四、五十歲左右、理著大平頭的收容人，一個接著一個彎腰打招呼，偶爾也會遇到雙眼直盯著我的收容人。經過他們身邊時，我總是故作鎮定、視若無睹，跨出堅決的步伐，氣勢不能輸。這條像是百米田徑賽道的收容樓走道，曾有政壇、商界的大人物走過，「N號房」和「Burning Sun夜店事件」的嫌疑人走過，也有上過各大媒體頭條的連環殺人犯走過。這條鋪著水泥的老舊走道，就是我每天要走的「上班路」。

寫著「醫療科」三個字的門牌終於映入眼簾。這裡正是我的工作地點——診間。首爾看守所的醫療科，位於死刑台旁。據說是因為槍決後必須由醫生確認屍體，並宣告死亡……雖然距離上次執行死刑已經有好一段時間，但緊緊鎖上的死刑台大門，總會飄出一陣陣莫名的涼意。

讀到這裡，你是否也感到幾分緊張呢？就像第一次來到矯正機關的人們，在安檢台前總是會不自覺握緊雙手，我也曾經有過這種感覺。不過畢竟這裡是我工作的地方，沒多久就習慣了。想想人的適應能力還真是了不起。不對，應該說「上班族」的適應能力，真的很了不起。

我是詐病鑑定師

詐病（malingering），是有疾病代碼的一種病，一種必須經過識別診斷的病。詐病主要出現在有其他目的的患者身上，與沒有目的裝病或偽裝，甚至是刻意製造障礙的偽病（factitious disorder）不同。簡單來說，有目的就是詐病，沒目的就是偽病。

在矯正機關裡，詐病天天上演。收容人會為了多領一些藥、為了搬到其他舍房（通常是搬到單人房或病舍）、為了逃避勞役（從事工廠勞動、收容樓志工、看護、職員理髮等工作）、為了戒護外醫（外出接受診療）而詐病。

就從想多領藥的收容人開始說起吧。無關是否藥物成癮，有些收容人就是希望能靠藥物，讓白天的自己能在半夢半醒的狀態下度過。

「必須靠吃藥，才不會覺得監獄生活永無止境。」

有一位收容人曾對我這麼說。但長時間被關在牢裡，失去自由，不就是刑罰的目的嗎？收容人竟然想透過服藥來逃避現實？不過是一句收容人的內心話，卻讓我感到不以為然。

還會有人唆使同寢的收容人，向醫療科陳述類似的症狀，好拿到更多的藥。因此在看診的時候，一定要仔細確認房號，看誰跟來看診的收容人同寢。

甚至還有人認為手邊類似凡士林的皮膚藥膏越多越好，每次都會藉著看診拿回去「囤貨」。此外，還經常會聽見收容人抱怨醫療科開的藥沒有效果。

「我已經吃了兩個月的藥了，身體一點起色也沒有，還是全身痠痛，你們開給我的藥好像根本沒用。」

監獄裡開的藥跟外面賣的藥明明沒兩樣，卻總是聽他們抱怨沒效果，還真是神奇。這種抱怨通常有兩種目的：第一，想服用大量強效止痛藥。第二，想要戒護外醫。

戒護外醫，是收容人能外出透氣的唯一管道，打這個算盤的人，通常都會搬出類似「別老是只開藥啊，想想別的辦法吧」的說法。有些收容人聲稱，監獄只會開藥，導致病情惡化，要對此提出告訴。

有些收容人主張自己是精神病患、性少數者，要求更換房間。有些人聽說HIV（人類免疫缺乏病毒，引發愛滋病的病毒）帶原者能使用單人房，就假裝自己是帶原者。但若要求他們進行HIV確診篩檢，他們又會拒絕抽血檢查。

我曾經把宣稱自己是精神病患的收容人轉送到精神病患舍房。然而，幾天後他又找上門，說同寢的收容人整晚自言自語讓他無法睡覺，並向我坦白了一切，要求換回原本的房間。

徒刑，是將犯人關在牢裡一段時間，並要求其從事勞役工作的一種刑罰。也就是說，被判有期徒刑以上的收容人都必須服勞役。但若健康狀態不甚理想，是可以不用工作的。而對於這些不想工作的人來說，醫療科的診療自然就成了他們的護身符。

「我在前一個地方也是因為腰痛，都待在病監裡。」

病監是病房的一種，讓身體不適的收容人在接受治療時躺著休息，類似學校保健室。

當收容人搬出這套說法，我就跟著搬出以前的診療紀錄。果不其然，並沒有任何病監的相關記載。基本上這種人十之八九身體都非常硬朗。也許有些小毛病，但想舒舒服服地躺著，才是他們最大的目的。

剛來監獄看診的第一年，我曾經「特別管理」這些收容人，也就是到操場偷偷監視他們。如果他們在踢足球，就得小心別被天外飛來的球擊中。奇怪，不是才跟我說腰痛嗎，怎麼有辦法把球踢得這麼高呢……

「不能幫我寫張視察表，讓我在房間躺著休息一下嗎？」

這裡說的「視察表」，基本上就是希望醫生在醫務紀錄記下收容人的身體狀態，並徵求戒護科的同意，讓收容人可以躺著休息。

若沒能成功進入病監，有些收容人就會使出視察表這招。他們總認為「都拒絕讓我進病監了，好歹也幫我寫張視察表吧？」曾經有幾次因為過意不去，我還真的就照做了。

工作滿兩年後，我不再突襲操場，也不再大半夜偷偷巡視舍房，去確認收容人的睡眠狀態。「我是醫生，不是警察，也不是檢察官。」我如是提醒著自己。「你很適合當檢察官耶！」「你好像杜賓犬喔！」在順天監獄服務的第一年，經常有人對我這麼說。當初還以為這些話是稱讚，現在才終於領會其中含義。不過也多虧了這些經驗，讓我明白了一些事情。

第一，即使患者說謊不打草稿，也要聆聽，並選擇相信，這樣一來，才能建立患者與醫生之間的信任關係。「該不會又在詐病吧？」如果面不改色地說出這句話，當下內心也許十分痛快，但同時也可能讓收容人心想「咦？這醫生現在是在懷疑我嗎？」

第二，被關在監獄或看守所這件事本身，對收容人來說就是一種壓力。與其他人一起被關在狹小的房間裡，活在可能會被判重刑的恐懼之中。

心靈不健康，身體當然就健康不起來，甚至真的搞出一身病，無關是否為收容人，所有人都一樣。我們必須知道，心理壓力可能會衍生出身體疾病，讓收容人出現生理上的病症。

就這一點，我曾和一起共事的公共保健醫師聊過，發現至少有兩名同事跟我有一樣的想法，當下慶幸並不是只有我這麼認為。

在矯正機關裡行醫，難就難在必須要從各種「詐病」當中找出真正的患者。有時我會用學生時期上課聽說過的詐病判定法，還真沒想到這個方法有一天會派上用場。詐病判定方法如下：

如果病患聲稱自己眼睛看不到，就朝病患的臉快速出拳。若眼睛真的看不到，即便拳頭飛來也不會有任何反射性眨眼動作。如果遇到失去意識被推來診間的患者，就舉起病患其中一隻手，然後落在他自己的臉上。毫無意識的患者會被自己的手擊中，但如果是詐病，手便會下意識地出力，或是很「剛好」地落在臉旁邊。（這個方法比想像中管用，不過如果收容人的演技夠精湛，可是會願意讓手重重地打在自己臉上的。）

甚至還有些人會故意憋氣來降低血氧，看著這些死命憋氣的病患，真的會發自內心佩服他們的毅力。這個時候，我會故意跟病患搭話。因為血氧降低並不一定代表無法說話。如果病患只顧憋氣不回話，就可以斷定他們是在「詐病」。

日復一日，在這個充斥詐病與誇大的地方為收容人看診，還不能忘記面帶笑容，有時真讓人覺得「心好累」。進監獄服務前，還真沒想過自己會擁有這般「醫師生活」。只能說人在江湖，身不由己啊。

診療時間

前來看診的收容人，不外乎四種情形。

生病或受傷時、

剛進入矯正機關時、

開始在矯正機關服勞役時、

「聲稱」自己不舒服但其實另有目的時。

新收收容人入獄前，會先在醫療科接受基本健康檢查。不少影視作品都有新收收容人接受肛診的情節，確實，矯正機關都會施行肛診，但並不是由醫療科負責，而是由戒護科來執行。因為這個檢查是為了確認收容人是否挾帶違禁品，而非出於醫療目的。如今偶爾還是會遇到收容人真將毒品等違禁品藏在肛門或直腸裡，試圖帶入機關內。

新收收容人，要不是從警局拘留室移送至此，就是在法院被宣告逮捕後轉送過來。大部分收容人都是尚未被判刑的「未決犯」和「被告人」[2]。原則上，未決收容人會先被送到看守所，確定徒刑才會移送監獄，不過看守所裡也會有已決犯，監獄裡也會有未決犯。甚至像光州地方矯正廳轄下並沒有設置看守所，因此，全羅道地區的矯正機關，其實都是監獄與看守所二合一的型態。

看守所裡最具代表性的已決犯是舍房清潔員，通常我們稱之為「舍掃」。韓劇《機智牢房生活》當中，負責泡咖啡的大嗓門清潔員，就是這裡說的舍掃。其他負責炊事、設施維修、看護、理髮等收容樓當中必備勞務的，也都是已決犯。在正式開始工作之前，醫療科會先確認他們的健康狀態，並檢查是否有傷寒、結核等傳染病。

在幫新收收容人檢查時，醫療科會將重點擺在傳染病檢查。必須確認是否有結核、梅毒或HIV等傳染病。在封閉式的集體生活當中，這些檢查絕對不能少。此外，還會確認收容人的性取向（sexual orientation）。不過並不是打破砂鍋問到底，而是透過問問題來確認。聽完收容人回答後，區分出同性與雙性戀者，並安排他們住進單人空間。

大多數找上門的收容人都是因為身體不適或受傷。有些矯正機關的醫療科會有醫生駐點服務，也有的是聘用醫生在固定時間提供診療，當然還有遠距視訊醫療的形式。在矯正機關裡讓醫生看診時，不需另付診療費或醫藥費，所有費用都由政府稅金承擔。也因此讓許多民眾忿忿不平，認為監獄外有這麼多人因為負擔不起而無法就醫，憑什麼讓這些罪犯看免錢的醫生？實際上，針對犯罪受害者或社會經濟弱勢群體的醫療支援相當不足，就這點來看，民眾的不滿其實也不無道理。要合理分配有限的醫療資源並不容易，而且也沒有一個滿分的答案。（但我

2 「被告人」是指在刑事訴訟當中遭檢方起訴，須負刑事責任者。「犯罪嫌疑人」則是有犯罪嫌疑而遭檢察官偵查，但尚未被起訴者。而「被告」在民事訴訟當中，是相對於「原告」的概念。

還是希望能透過這本書，和讀者們進行更具體的探討。）

矯正機關裡的診療，分成同伴診療（收容人與監獄官一同前來醫療科看診）與巡迴診療（醫療團隊前往舍房看診）兩種，收容人可以二擇一進行申請。那麼，收容人申請診療，醫療科就必須照單全收嗎？這要看每位醫生如何決定了。因為有不少收容人明明身體無大礙，卻反覆申請診療，只為了出來透透氣。所以，有些醫生會在接受申請前再三過濾，但也有些醫生屬於照單全收型，就像我一樣。偶爾也會遇到收容人進診間時，懷有歉意地說「真是麻煩您了」、「真不好意思啊」。

但先不管這些，當收容人前來看診時，我會先跟他們對看十秒，這方式有助於形成彼此間的「rapport」[3]。這就是臨床上常說的 verbal massage（語言按摩）或 reassurance（安心保證），我個人十分相信這種效果。即使患者表示自己沒有不舒服，先對看之後再進行診療，也能產生心理方面的治療作用。

那麼，在監獄診間裡，哪些醫療行為是可行的呢？簡單來說，精神科及傳染病專門家庭醫學等基層醫療是沒問題的。不過矯正機關醫療領域有其特殊性，不可能用單純的二分法解決。絕食、自殘、吞食異物、毒品、暴力、詐病等，有太多矯正機關外看不到的疾病與患者。而且收容人本身的處境，再加上監獄本身的特殊文化，都有可能會引發各種疾病。

在矯正機關裡，法院裁決、與其他收容人之間的關係、出獄、勞役、戒護外醫、坐式與過度密集的生活空間、營養不均（以碳水化合物為主的飲食、有限的零食）、飲食相關問題（被咖啡燙傷、因咖啡失眠或血糖控制不當）、運動（每天三十分鐘運動時間）、接見（與家人會面會影響藥品寄入與情緒穩定）、書信等，都會對收容人的健康造成影響。

舉個例子，曾有一位整雙腳長滿水泡的患者來看診。剛開始我心想「帶狀皰疹會這麼嚴重嗎？」一問之下才發現，因為天氣太冷，收容人睡覺時將裝了熱水的寶特瓶放在毯子下面保暖，造成整雙腿燙傷。還有不少病患是腳踝的腓骨發炎或積水，這是因為在舍房一直盤腿坐造成的（只要一積水就很難改善）。有些收

3 rapport（投契關係），指的是醫療團隊與患者或家屬之間的信任關係。

容人會在出獄前出現睡眠障礙，他們說一想到出獄後不知道要怎麼養活自己，就擔心到睡不著覺。還有不少收容人會在開庭前感到焦慮不安，跑來向醫療科要抗焦慮藥物。

端看疾病本身，是可以透過藥物讓病情好轉，但若不從根本解決問題，就無法根除這些頑疾。在美國，有「矯正醫學」（correctional medicine）這種概念。雖然韓國監獄裡的醫療行為也屬於矯正醫學，但並非矯正機關專門醫師，矯正醫學這門學問的深度和廣度，我認為尚有許多不足之處。

除了藥物成癮之外，一切正常

「你吸了哪些毒品？」

「安非他命……」

「只有安非他命嗎？大麻跟搖頭丸呢？」

「只有安非他命。」

「有用針頭注射過嗎？」

「沒有。」

監獄診間，與一般醫院診間不一樣，這裡叫的不是名字而是編號，所有人身上都穿著相同顏色的囚服，有些人臉上寫滿恐懼，有些剛入監的則是趾高氣昂走進診間準備接受檢查，其中，身上別著藍色號碼牌的，就是「煙毒犯」。

有些煙毒犯進來時藥效都還沒退，雙眼布滿血絲。有些一來就抱怨警察出手過重，傷了自己，邊伸出上銬的手，邊嚷著手銬銬得手都麻了。此情此景，可以想像警員在應付這些吸毒後充滿攻擊性的煙毒犯時，得花多大力氣。

韓國最大的看守所——「首爾看守所」有二千七百名收容人，其中煙毒犯超過二百名。有出就有進，人數基本上都會維持在二百人以上。再加上還沒被逮捕的煙毒犯，其實韓國已經不能算是零毒品國家了。根據韓國大檢察廳的報告書，截至二〇一九年共有一萬六千起毒品案件，並有二千四百名遭到逮捕。煙毒犯的職業與年齡層相當廣泛，可能是夜店老闆、藝人、脫北者，甚至是前監獄官，從未滿二十歲的青少年到年近八旬的老爺爺，都可能是煙毒犯。吸毒這件事，不分年齡、性別、職業與種族，這些人唯一的共同點，就是對「藥」的渴望。

煙毒犯要的不只是毒品，還有各式各樣的藥物。像是精神疾病治療藥物，或是比一般毒品更容易拿到手的替代性毒品。要判斷出毒品服用與精神疾病的先後順序及因果關係並不容易，若這時病患又拿著寫滿各種精神藥物（作用於中樞神經，誤用或濫用會對人體產生嚴重危害的藥品。容易造成藥物成癮。）最高劑量的處方，要求按照處方開藥的話，真的會讓醫生崩潰。

為了把藥拿到手，他們苦苦哀求，甚至威脅醫生也在所不惜。被宣告罹癌的母親、被留在北韓的子女……理由可說是五花八門。還真的曾經有位行動不便的母親拄著拐杖，大老遠從慶尚南道跑來，拜託醫生開藥給自己在獄中的小孩。

每次看著這些煙毒犯我行我素，總讓我不禁好奇，沒有戒護科職員在旁協助的一般精神科醫師，究竟是怎麼承受這一切的？但我想除了拿捏好劑量之外，醫生們能做的應該也不多了。

來拿藥的煙毒犯們，通常會有以下幾種說法：

「我不是平白無故要拿藥，是真的快撐不下去了。」

「我入獄前都是吃這些藥，我身體狀況我自己最清楚，你別不懂裝懂。」

「我花自己的錢買藥吃，為什麼還要經過你同意？」

「失眠到最後出事的話，你要負責嗎？」

遇到這種狀況時，通常我不會開藥，而是向病患說明藥物誤用與濫用可能引發的問題。曾經還有病患因此向人權委員會寫了陳情書，或是告醫生濫用職權與怠忽職守。甚至有病患大摔診間裡的電腦，還請律師偷偷調查我的身家背景。在一封被我笑稱為「情書」的恐嚇信裡，寫著「公共保健醫師崔世鎮未能客觀看診，不准任何家屬寄藥」「造成真正需要藥物處方的病患無藥可用」「承受巨大壓力並產生嚴重羞恥心、憂鬱症與自殺傾向」「在通報新聞媒體與電視台後將選擇自盡」等內容。這封情書的最後一句話是「上述內容若有不實，自殺後將捐贈大體！」而這封情書的主人不久後再次入獄，還笑著跟我打招呼：「醫生！好久不見！」

減藥和停藥這兩個詞，對煙毒犯來說簡直就像是嚴刑銬打。有些收容人光是聽到就冷汗直流。醫生認為最理想的治療方式，對病患來說竟然如嚴刑般痛苦不堪。究竟是開藥害了他們，還是不開藥害了他們？這是我每天在診間裡必須面對的選擇題。

偶爾也會有人覺得，乾脆開藥給他們，至少讓他們好過一些不是比較好嗎？「身為一名醫師，不是應該去體會病人的心情嗎？」不得不說，聽到這樣的指責，內心偶爾也會動搖。也有人認為，應該要給煙毒犯一條退路。不是單方面逼他們走向正道，而是必須適時配合他們的需求。這個方法也許能避免各種突發狀況，但這麼做總讓我感到心虛，好像放任水從指縫間流走，好像會永遠失去眼前這名病患。

我也知道有些收容人在拿到醫生開的藥之後，會將藥丸磨成粉並用鼻子吸入，獲得類似吸毒的快感。正因如此，開藥時就必須更加謹慎。

我跟煙毒犯的對話模式大致如下：

「醫生，我還是睡不著。」

「幾點就寢，幾點起床？」

「九點睡，但一直到十一點才睡著，早上六點起床時間一到就起來了。」

「入獄前曾九點上床睡覺過嗎？還是說以前都睡滿九小時？」

「沒有。」

「沒辦法在規定時間睡著不代表患有睡眠障礙，吃了佐沛眠（安眠藥）之後一到九點直接昏睡，也不是正常的睡眠狀態。」

簡單講解完之後，我會按照以前課本教的，建議患者寫下睡眠日記。有些病患透過寫日記會發現，其實自己睡得比想像中久，或是因為嫌寫日記麻煩就索性不吃安眠藥了。（睡眠障礙是一種疾病，若對生活產生嚴重影響，就必須適時服用藥物進行治療。）

「我總是跟同寢鬧不愉快，應該是間接性暴怒症，我覺得我需要吃藥。」

「一個小房間裡塞了六、七個成年男性，要不吵架也很難吧？」

聽完我的回答，收容人露出尷尬的表情，便沒有再繼續接話了。

「我有人格障礙和性別認同障礙，一直都有吃藥。」

曾經有一位性少數煙毒犯，用一種自我憎惡的語氣對我這麼說。面對這種情況，我只能這麼回答。

「性別認同障礙在精神科已經不被視為精神疾病了，人格障礙也不是透過吃藥來控制的疾病。」

對這些認為自己不正常、認為自己與社會格格不入、覺得快撐不下去而必須仰賴藥物的人說「您除了藥物成癮之外，一切正常。」在他們感到無依無靠的時候，讓他們相信除了藥物之外，其實醫生也一直陪伴在他們身旁，是我面對煙毒犯時的一種小小使命。就算不是每次都行得通，當病患說「你懂什麼？」的時候，心裡也會跟著一把火。但還是會有不少病患明白我的用意，知道我希望他們能戒掉藥物，努力重新成為社會的一份子，不要再被關進來。有些收容人會在入獄期間成功減藥或乾脆戒藥，看到他們的改變，就會讓我再度充滿希望。我想強調的是，如果減藥會對病患的健康產生負面影響，那開藥當然是義不容辭。但如果不是，那就該回到最原始的狀態，一個不需要吃藥的狀態。

某位每天來診間拿藥的收容人，今天也問了相同的問題。

「醫生，您每天這樣跟我諜對諜，不累嗎？」

我總是這麼回答：「身為一名醫生，要有良心啊，只開必須的藥，避免患者成癮，這樣我才對得起自己的良心，不是嗎？」

來自監獄外的好奇心

每次只要提到我在監獄行醫，總是會讓我瞬間成為話題人物，也就會有回答不完的問題。我自己剛開始在監獄工作時也覺得很新鮮，所以並不會覺得回答這些問題很麻煩，反而在回答問題的過程中，還能一邊回顧自己的監獄醫師生活。不過後來我發現，隨著時間流逝，漸漸地我所分享的不再僅僅是客觀的事實，還加入了我對矯正行政與矯正醫療的個人觀點。雖然我並不想強迫其他人認同我的觀點，不過確實，矯正機關並不是個會被人們注意到的地方。我只是希望，能有更多人和我一起，針對少數族群的醫療現狀，以及犯罪與刑罰進行反思。

監獄是一個與世隔絕的地方，一個對絕大多數人來說極其陌生的地方。仔細回想曾經被問過的問題，就能從中觀察出一般人對於監獄抱持什麼樣的想法。有些問題其實挺有意思，也挺有意義的。

問題一：你不會怕嗎？

老實說，剛開始我也曾經想過，要不要在診間的桌子下偷藏一把電擊槍。但後來發現診療時會有監獄官同行，就放棄了這個念頭。

在那之後，我又開始擔心收容人出獄之後會不會跑來報復？會不會挾持我的家人威脅我……之類的各種小劇場。當然現在這些擔憂早已消失得無影無蹤。就連大半輩子都在跟罪犯打交道的監獄官和檢察官幾乎都沒有碰過類似的情形，更何況是我？

記得曾經有一位剛滿二十歲、稚氣未脫的收容人，到診間來拿面皰藥。不過他的面皰其實不嚴重，不到需要吃藥的程度。

「醫生，你看這裡。」

這位收容人硬是要我看他臉上唯二的兩顆面皰。

「嗯……不然我開藥膏讓你回去擦好了，應該不需要吃藥。」

「不行啦醫生，拜託給我吃的痘痘藥，再沒幾天筆友就要來看我了。」

「嗯？筆友？」

都什麼年代了，竟然還有筆友這種事？那天我才發現，原來監獄收容人之間，存在一種筆友文化。全國各地監獄都有筆友交流，男女收容人會互相寫信給對方。

還記得那天，那位收容人遞給我一條跟著信一起寄來的口服維他命，維他命包裝上的句子讓我印象十分深刻。「你最棒」「我愛你」「你是最迷人的」。

偶爾聽監獄官說，會在路上巧遇以前監獄裡的收容人。收容人其實跟我們沒有兩樣，都在同一個社會裡努力為自己的生活奮鬥。

問題二：會有殺人犯嗎？

那當然。簡單來說，收容人可以依照罪行輕重分為S1、S2、S3、S4。（不過實際上，在區分收容安全等級時，要考慮的因素比想像中複雜。）

以我的第一個工作地點「順天監獄」為例，收容人的平均值大概落在S3．3左右。也就是說，有不少罪行偏重的收容人。

截至二〇一九年，首爾看守所的死刑犯最多，共十六名，其次依序為光州監獄十三名、大邱監獄十二名、大田監獄十一名、釜山看守所四名。身上別著紅色號碼牌的死刑犯，有時連監獄官都不敢隨便招惹。有些死刑犯甚至會仗著「反正都要被槍決了」在獄中無法無天。不過這並不代表所有死刑犯都是問題人物。至少我遇到的死刑犯，在獄中都扮演著老大哥的角色，會照顧身邊其他收容人。比方說分享零食，或是告知監獄裡的老規矩。這些死刑犯總給我一種不同於其他收容人的感覺。就有點像是陪伴一生的家人，與曇花一現的緣分，兩者之間的差別吧？

通常暴力犯罪者會別著黃色號碼牌，煙毒犯則是藍色的號碼牌。韓劇《機智牢房生活》在這些細節上就做得很到位。有些監獄也會用號碼來區分犯罪種類。不過每間監獄規定不同，我待的監獄是這樣的：一〇〇以下是女性收容人，一〇〇到九九九是未決犯，一八〇〇多是煙毒犯，一〇〇四等特殊號碼則是問題人物。

問題三：也會有女性收容人嗎？

每間監獄不太一樣，韓國只有清州女子監獄專收女性收容人，其他女性收容人分佈在全國各地。順天監獄一千五百名收容人當中，有五十名女性。從全國範圍來看，男性收容人佔壓倒性多數，我們自己人甚至還曾半開玩笑說「難道問題都出在男生身上嗎？」

問題四：看診過的患者當中，有哪些人讓你印象特別深刻的嗎？

不計其數。最令我感到意外的，是為數眾多的自殘患者。有些人是因為承受極大壓力或精神疾病而自殘，但有些人自殘其實另有目的。對牆壁出拳、用頭撞地板、吞筷子或原子筆……真的讓人大開眼界。

在監獄裡等死的收容人，也讓我印象十分深刻。有些人會在死前拿到暫停受刑許可而得以出獄，但也有人只能在監獄裡結束生命。有人以為只是單純扁桃腺發炎，沒想到卻是咽喉癌第四期；有人褥瘡已經發展到第四期，嚴重到連骨頭都外露；還有本來性格開朗的收容人，戒護外醫才驚覺自己得了肺炎，決定住院時早已沒有求生意志，就這樣離開了人世。每每看見這些站在生死交界的收容人，總讓我內心百感交集。

記得自己曾經幫一位手指長了皮脂腺囊腫的患者開刀，手術結束後才發現對方是某知名社會案件的加害者，當下心裡可說是五味雜陳。不管是順天監獄還是首爾看守所，都有許多驚天動地社會案件的加害者。不過其實很難有機會見到知名政客或藝人。

矯正機關職員可以瀏覽收容人犯罪紀錄摘要，但若不是診療上需要，基本上我不會去翻閱犯罪紀錄。因為我認為看了之後，就難以維持診療的客觀性。

問題五：監獄伙食好吃嗎？你們跟收容人吃一樣的東西嗎？

監獄也有員工餐廳，員工餐廳的供餐便宜又好吃。有趣的是，矯正機關員工餐廳也有「地方特色」。順天監獄的員工餐好吃到被稱為「順天美食」，我永遠忘不了順天監獄裡的白切肉和海藻湯。

網路上曾有一篇引發軒然大波的文章，說監獄收容人吃得比軍人還豐盛。收容人的伙食，由在廚房工作的收容人負責炊煮，偶爾也會從外面訂購之後送進來。而且收容人還會發揮創意，利用有限的食材，做出最大限度的變化。在《監獄日記》網路漫畫中，曾出現收容人將雞肉泡在可樂裡醃製的片段。我還曾看過利用果汁和飯粒「釀酒」來喝的收容人。在廚房工作的收容人來醫療科看診時，偶爾還會帶上米鍋巴當作小禮物。據說鍋巴裡沒有加任何調味料，但那又脆又香的口感，著實讓人久久難以忘懷。

問題六：監獄裡也會用到錢嗎？

需要。單就醫療科來看，收容人自費購買藥物帶入舍房時會用到錢。這裡所說的藥物，被我們稱為「自費藥品」。如果矯正機關裡沒有收容人以前服用的藥品，收容人只要繳交處方箋和診斷書或醫生證明，就能取得醫生同意、把藥帶進監獄裡。部分像是眼藥水等藥品，不需要醫生核准也可以帶進來。

除此之外，請醫生入監看診或接受遠距診療時，也需要支付診療費和醫藥費。入監看診指的是精神科或牙科醫師每兩周或每一個月進入矯正機關看診的方式。遠距診療基本上則包含皮膚科與精神科。在首爾東部看守所遠距醫療中心看診無需另外付費，其他地方進行的遠距診療則會酌收費用。

家人或親友也可以將所謂的「領置金」存到收容人的戶頭裡。如果是已決犯，則可以將在監獄裡勞動所得的獎勵金轉換為領置金使用。通常收容人會用領置金買一些零食或生活用品，比較闊綽的收容人偶爾也會買零食分給其他手頭較緊的獄友，或是幫他們買自費藥品。不過有時也會看到錢多的收容人使喚沒錢的收容人。也就是說，沒錢的收容人會幫錢多的收容人做事。比如洗碗、洗衣服、打掃等等。甚至還有些收容人會花錢請其他獄友幫自己按摩。

這麼看來，無論獄中獄外，「錢」都是相當重要的權力。當然，體型、力氣、罪行嚴重與否等犯罪本身特質，多少也會對權力關係產生一定影響，但其實作用不大。黑道組織成員在矯正機關裡「交易」早就不是一兩天的事了。電影或電視劇經常看到那些大搖大擺的罪犯，其實反而只是小角色。真正的「老大」根本不用多花什麼力氣，領置金在手，還有什麼搞不定的？

紋身，究竟是何方神聖？

我剛進監獄看診時，經常在收容人掀開衣服時被嚇到。病患說「胸口好像長了東西」，我請他們把衣服掀開看看，大大的龍虎圖樣猛然映入眼簾，直逼得我倒抽幾口涼氣。不過，事到如今，遇到身上沒有刺青的收容人，我反而還會覺得神奇。收容人身上這些刺青，給我一種像是藝術作品的感覺。圖案本身就十分新奇，更讓我好奇的是這些刺青背後隱藏的故事。有時候，為了營造與第一次見面的收容人之間的「rapport」，我也會用刺青來開啟話題。若對方身上的刺青屬於「精緻款」，我還會多補上「你的刺青好酷喔」之類的稱讚。此話一出，收容人十之八九臉上都會綻放出笑容。

過去，刺青這東西，特別是「罪犯刺青」（criminal tattoo），對我來說是只存在電影裡的東西，如今在矯正機關，這些在韓國電影大眾澡堂經常出現的「幫派刺青」，就在我平常要包紮的那些傷口附近，甚至縫合傷口時還必須萬分小心，要維持刺青圖案的完整度。

「罪犯刺青」代表罪犯所屬組織、入獄經歷、特長等等。在電影《黑幕謎情》中，飾演尼古萊的維果・莫天森，身上的刺青就非常吸引我注意。導演大衛・柯能堡曾提到，自己是從紀錄片《該隱的印記》（The Mark of Cain）中獲得靈感，讓我禁不起好奇，就找了這部紀錄片來看。《該隱的印記》內容主要探討俄羅斯監獄刺青文化。據說，對俄羅斯幫派與罪犯來說，罪犯刺青象徵自己犯罪經歷與地位。比如，若胸口刺著十字架，代表這個人是值得借鑒的竊賊；若刺的是三個圓屋頂，代表這個人曾待過三座監獄。

有位曾當過監獄官的作家，收集超過三千個刺青以及紋身背後的故事，寫成一本《俄羅斯罪犯刺青百科全書》（Russian Criminal Tattoo Encyclopedia）。這大概可以說是目前最完整的俄羅斯罪犯刺青大全了。

據業界推算，韓國的刺青市場規模達二兆韓元。身上有永久刺青的人達到三百萬名，韓國全國上下大約有二萬名刺青師。也就是說，韓國民眾對刺青關注度非常高，有刺青經驗的人也不在少數。

刺青分成好幾種。在矯正機關裡最常見的，就是從胸口延伸至兩隻手臂，名為「Hikae」（ひかえ）的刺青。此外，覆蓋全身的「Soshinbori」（総身彫り）類型也十分常見。診療時，即便脫了褲子，這些全身刺滿圖案的收容人，看起來就像沒脫一樣。

不過，我個人比較好奇的是，這些刺青對於韓國罪犯來說，究竟具有什麼象徵意義。莫非他們也透過刺青來記錄自己的犯罪經歷？還是說這些刺青代表他們所屬幫派？為了尋找答案，我看了電影也翻了書，但光憑這些有限的資訊，實在難以輕易下結論。目前在韓國，幾乎沒有任何有關罪犯刺青種類或特徵的官方說明。而我對刺青了解的程度，不過就是在診間看診時，大概能區分出收容人身上的刺青價格高低而已。有時我也會偷偷許願，希望有個人（最好是監獄官！）能出一本韓國版《罪犯刺青百科全書》，一定會很有趣。

好的，題外話到這裡先告一個段落。身為一名醫生，面對患者身上的刺青，其實心裡是非常複雜的。因為當患者身上有刺青時，皮膚病診療難度就會隨之提高。不只如此，雖然已有這麼多人愛上刺青，找一家刺青店刺上喜歡的圖案也絲毫不是難事，但有一點可能會讓大家感到意外——刺青其實屬於法定醫療行為。這是因為刺青過程中可能會引發各種疾病，而這個規定，來自於大法院的判決[4]。因此，只有「請醫生幫忙刺青」才算合法。也因為這樣，有些刺青完的客人會利用這個漏洞，威脅要對這些非法刺青師提告。其實醫生在醫院看診時，為了遮蓋手術的疤痕，有時的確會幫病患刺青。

韓劇《浪漫醫生金師傅2》中也曾經出現相關橋段，有個無期徒刑犯在獄中非法刺青，最後必須接受心臟移植。刺青不僅會造成肌膚受損，也可能引發感染等其他副作用。甚至還有可能感染B型或C型肝炎。

但我的想法跟醫師協會的官方立場不同，我並不認為只有醫生才能幫人們刺青。光憑醫生人力，絕對無法滿足目前的市場需求。應該要將市面上的刺青店列

4 韓國大法院於一九九二年五月二十二日宣告「91 도 3219」判決。

為合法，並實施專業的教育課程，同時賦予營業資格才是。而其中絕對不能缺少的，就是針對刺青店進行教育。這裡說的教育，不單單只是衛生指導，還必須要讓刺青師了解刺青可能對身體與精神帶來的影響，如果刺青師能對客人說明這些細節，那當然是再好不過了。

曾經有研究資料探討過刺青與精神健康之間的關聯性。研究刺青與非法行為與反社會人格障礙之間關係的資料顯示，身上有刺青的收容人當中，有過攻擊行為等相關犯罪，或暴力、特殊竊盜等暴力犯罪經歷的比例較高。另外一份針對十九歲以上徵兵檢查對象的研究報告則顯示，與非刺青者相比，刺青者的教育水準較低，且父母死亡、離婚、分居的比例也較高。

身為一名醫生，這是我想認真觀察的部分。若刺青是源於自我炫耀的表現心理，或是一種用來解決憂鬱、焦慮、憤怒等負面情緒的方式，有些人透過刺青表達自我，那是不是也會有人透過刺青向外界尋求協助，大喊著「請幫幫我」？而監獄和看守所裡的刺青，是否也代表罪犯其實正在向我們求助，就像孟克的畫作《吶喊》一樣？

我想去感受那些說不出口的傷痛，成為願意聆聽那些「吶喊」的醫生。

第二章

再怎麼說，也是病患

「這裡的寒冷，是有聲音的，一種既特別卻又讓人感到不自在的聲音。彷彿被夾在冰塊之間，逐漸扁塌，嘎——的聲音讓人不安，總覺得建築好像快要倒掉了一樣。在這裡生活上一陣子，便會開始習慣這棟建築的新陳代謝。黑暗中的監獄就像一隻巨大的猛獸，牠呼吸，牠咳嗽，甚至還會傳來吞噬的聲音。監獄吞食我們、消化我們。而我們只能蜷縮在牠的肚子裡，躲在寫著編號的皺褶縫隙，在一次次腸胃痙攣之間睡去。日復一日。」

吉恩・保羅・杜布瓦，《並非所有人都活在相同的世界》

Y的故事

那年冬天，我和Y一起跟死亡展開一場激烈廝殺。問話時，Y只能簡單回答幾句話，身體狀態十分不理想。他無法走動，身上褥瘡已潰爛到極限，替他包紮時，血肉腐爛的氣味瀰漫整個診間。應該要被皮膚和肌肉包覆的尾骶骨，就露在外頭。腦梗塞造成的吞嚥障礙後遺症[5]讓他無法正常進食，整個人瘦得剩下皮包骨。他喉嚨裡全是痰，已經影響呼吸。拍背和吸痰的過程艱鉅無比。因為無法自由行動，自然就不能像一般人一樣排便。用手幫他灌腸時，必須做足各種準備。

「現在還希望Y能活下去的，除了他自己，大概就只剩醫生您了。」

監獄官和其他收容人經常對我這麼說。身處順天監獄附屬醫院的診間，雖然監獄裡收容人的名字都被編號取代，但我卻很常呼喊Y的名字。總覺得只要常常呼喊他的名字，似乎就會有奇蹟發生。

某天晚上，我接到通知說Y的意識相當模糊而且正在發燒，於是便前往監獄進行夜間診療。當時，我站在是否要讓Y戒護外醫的十字路口。前一次失去意識的時候，也曾讓Y戒護外醫。當時他在醫院躺了好幾天，接受各種檢查，卻沒能找出病因，病情也沒有好轉，甚至引發了嚴重的肌肉萎縮和褥瘡。我不能讓這一切重蹈覆徹。我大可以花個三分鐘，用一句「就送到外面醫院吧」來結束這一切，但我沒有辦法這麼做。我那微薄的自尊心和責任感不允許我這麼做。

必須先從原因不明的發燒開始，一個個慢慢解決。我先幫Y打了針，換了導尿管，處理好耳朵發炎的部分。接著幫他拍了超過一小時的背，好讓他把痰都吐出來。整個晚上，都在密切觀察Y的狀態。凌晨時分，Y漸漸穩定下來。天亮之後，我才沿著對某些人來說非常殘酷的監獄外牆，慢慢走回宿舍。

無法正常進食的Y，唯二能入口的食物，一個是收容人在監獄裡少數可買的

5 無法正常吞下食物的症狀。喉嚨或食道出現病變，或腦瘤、腦梗塞都可能造成吞嚥障礙。

飲料——可樂，另一個就是豆腐。每天早晨上班前，我會到超商自掏腰包買豆腐，這已經成為我的既定行程。為了避免褥瘡復發並強化肌肉，我會趁著看診的空檔跑去找Y，幫他做一些走路復健。若是在大學附設醫院，通常會由醫生下復健處方，再由復健師配合病患進度協助復健。但在監獄裡，可沒這種好事。我總是得跟醫療科其他同仁費盡力氣把他扶起來，讓他抓著助行器練習走路。見他老是想坐下，我只好硬扶著他的腰，一次次呼喊他的名字，只希望他能再多往前跨出一步。

經過好一番訓練，身心俱疲的Y，眼眶泛起淚水。「我好想媽媽。」Y哭了。不知道是腦梗塞後遺症還是老年癡呆，七十多歲的Y，腦袋裡，只剩下兒時回憶。

Y在安養院用磚塊砸死另一位老人，因此被關了進來，那間安養院的院長為此大受打擊，後來把安養院收掉了。只因為腦袋開了個殘酷的玩笑，眼前這位七十多歲的老人，現在唯一能做的，就是像個年幼的孩子一樣，用支離破碎的語言，勉強拼湊出一句「我做得到」。不知道是不是因為症狀逐漸好轉，還是因為即使全身長滿了褥瘡，他依然保有孩子般閃亮的雙眼，讓人幾乎難以聯想到「死亡」兩個字，讓我就是放不下對他的執著與照顧。

我知道，Y不可能完全康復、Y不會跟我道謝、Y對監獄職員們來說是無比沉重的負擔。但我也知道，醫生的職責是為了救活病患，Y是我的病患。面對不知何時會再度惡化的褥瘡四期病患Y，我只能選擇做我該做的事。

後來，話漸漸變多的Y，在某一次診療結束離開時，主動對我說：

「辛苦了。」

就這麼一句話，我那漸漸磨滅的初心，找回來了。

跟病魔搏鬥四個月後，基於暫停受刑許可命令，Y被轉往療養病院。這個結果對我來說，簡直跟高麗葬[6]沒兩樣。當初雖然是因為無法繼續在監獄醫治而申請暫停受刑許可，但我知道Y沒有能接他回去住的家人，也知道沒有醫院會願意替Y身上的褥瘡做肌膚重建手術[7]。就這樣，Y的生命，在療養醫院裡劃上了句點。

6（譯註）高麗時期，父母年老後身體病弱，子女會將其背上山遺棄，待其自生自滅後埋葬。

7 肌膚或軟組織受損時，將接受血液供給的組織從供應區取下，轉移至肌膚缺損處的重建手術。（來源：首爾大學醫院醫學資訊）。

該慶幸他不是在監獄裡走完餘生嗎？我也說不上來。Y就像監獄圍牆裡的蒲公英，隨著一陣風，被吹到了外頭。那是我成為醫生之後，第一個冬天。

拜託別把身體當人質

一位看起來大約五十歲上下的收容人，吊兒啷噹地走進診間，準備接受入監體檢，同時很自豪地秀出在濟州監獄時自殘的疤痕。據說是將掰斷的原子筆蓋刺向自己胸口。見眼前此景，我裝作若無其事。抬起眉毛，擺出「是喔？所以呢？」的姿態。

收容人特別喜歡找「看起來好欺負的」。剛開始我也很擔心自己是不是他們所謂「好欺負的」那種，但現在，我已經完全擺脫當初那身菜味了。

只要一個不小心，很容易就會被收容人不懷好意的言語給矇騙過去。為了達到自己的目的，有些收容人會不擇手段，或吞異物，或自殘。比如吞下原子筆彈簧或扳直的迴紋針。有些人還會打破洗手間的門，劃破自己脖子。還曾有個煙毒犯，只因為我不開安眠藥給他，就把藏在身上的迴紋針吞落，結果迴紋針直接戳破食道穿出喉嚨，造成潰瘍，差點讓他丟了小命。

因為我不開藥給他，造成他性命垂危？本來我還一度後悔，心想是不是該放任他繼續活在藥物成癮中？後來想想，吞異物明明是收容人自己的決定，為什麼我要感到愧疚呢？

這類自殘，多半不會有生命危險。（從醫學角度來看，自殺與自殘兩者病理不同。）因此，自殘傷疤通常都有一定規律。大部分自殘的人不會否認自己曾經自殘這件事。不過並不是所有人都如此，再加上每個人情況不同，即使否定自己曾經自殘過，只要特定身體部位出現特定傷疤，就可以合理懷疑對方是自殘。畢竟有些情況是連醫生都難以察覺的。

曾有某名收容人，每天肛門出血兩次，跑來診間請醫生看。他已戒護外醫多次，甚至還動過手術，仍不見任何起色，後來才發現，這名收容人不斷要求同寢其他人將手插進自己肛門。接著還發現他曾在淋浴間有過性行為的紀錄，就大概能猜到為何他要逼其他收容人做出這種事了。翻看他的紀錄，甚至還曾犯下將異物插入女性下體的罪行。究竟是出自類似先前犯罪的相同慾望，還是單純為了滿足性需求？就算當作是為了滿足性慾好了，他這番行為其實也可以被診斷為自殘。

另一名收容人，目的不明，瘋狂吞下鐵塊。他從小東西開始吞，到後來甚至把紅色圓形火災警報器從牆上拆下來啃。照了X光之後，我完全想不透他到底是怎麼把這麼大一顆警報器塞進喉嚨裡的。

還有名收容人說自己患有憂鬱症，大吵大鬧說活不下去，索性用頭去撞收容樓的鐵門，然後就被送來診間了。當下讓我不禁聯想到被稱為「頭鎚恐龍」的厚頭龍。我仔細替他縫好傷口才讓他回去，但之後他又再度因為把頭撞破而被送進來，嚇了我一大跳。前一次縫合的地方，早就被他撞得不見蹤影。

有些研究結果顯示，如果收容人反覆吞異物，很有可能跟智能障礙或精神問題有關。也就是說，其實很難單純將他們視為不聽話的「搗蛋鬼」。面對患有智能障礙的收容人，無論是職員還是醫生，有時會因為他們明明懂卻裝不懂而理智斷線。而在現代醫學當中，依然無法明確掌握這些患者的腦部結構與一般人有何不同。因為每個人之間都存在非常細微的差異，而且患者人數並不多，沒能找出具體的蛛絲馬跡。也因如此，讓我重新思考，患有智能障礙的人們所犯下的罪行，都具有哪些特徵。他們犯下的罪，真的都是故意的嗎？

如果不是的話，在這裡，我想對自殘的收容人大聲說：

「拜託別再把身體當人質了！」

「腳」的觀察

說到「幫人洗腳」，令人聯想起《聖經》故事〈約翰福音〉十三章，耶穌為門徒洗腳，並立下新的誡命：「我賜給你們一條新誡命，乃是叫你們彼此相愛，正如我愛你們，為使你們也彼此相愛。」這場耶穌懷著謙虛與珍愛、並賜予門徒新誡命的洗腳儀式，用英文稱作「maundy」。這個字來自於代表誡命的拉丁文「mandatum」。

幫客人洗腳的文化，在經常穿涼鞋的地區，是一種盛大歡迎的表現。畢竟我們對摸別人的腳這件事帶有刻板印象，就算對方的腳再乾淨，若不是真的非常重要的人物，應該不太可能這麼「盛大歡迎」。

「腳」這個身體部位，同時也彰顯人類勞動有多偉大。直立行走的人類，一輩子走下來的距離，大約可繞地球四圈。看看足球選手朴智星或花式滑冰選手金妍兒的腳，就能明白，他們在賽場上的優異表現，都是來自於經年累月的練習。

腳，象徵我們走過的人生。在矯正機關裡，經常得近距離觀察收容人的腳，足癬、指甲內嵌、痛風等症狀十分常見。就讀醫學系在醫院實習時，我們不會正式接觸到這些疾病，因為它不是「絕症」，也不是罕見疾病或複雜病種，所以大學附設醫院通常比較少處置。然而，這些看似不起眼的疾病，其實也很有可能會對生命產生嚴重威脅。

每當遇到這類疾病，都會讓我再次感受到「基層醫療」[8]的重要性。一般提到醫院都會先想到大學附設醫院，認為處置一些複雜又罕見的疾病是更有價值的事情。但其實一般患者更常接觸到的，是日常生活中診所的診療。如果少了基層醫療，醫療系統就會崩潰。

有一次，當監獄官帶著一位襪子滲血的女性收容人來到診間時，對方的腳讓我驚訝到說不出話。她的十隻腳趾都被足癬感染，長出又厚又長的指甲，就像羊角一樣卷曲。不知道是不是因為這樣，她腳趾骨變形又脫臼，大拇指指甲擠壓到第二隻腳趾，引發褥瘡。皮膚潰爛也讓她雙腳散發嚴重惡臭。這位收容人因患有精神疾病，所以絲毫不清楚自己雙腳情況有多不樂觀。

最後，我決定把十根指甲都拔掉。她的病況已不能靠服用足癬藥改善，即便是用鉗子拔除，也得費好一番力氣。通常醫生不會去縫患者身上的褥瘡，而是靠藥物讓它慢慢痊癒，但考量這位患者的精神狀態與收容環境，我認為縫合傷口比較恰當，因此先完成傷口縫合，並使用大量抗生素。至於遍佈腳掌和腳底的足癬，則是擦上藥膏。處置後一個月，我依然常常替這位患者換藥包紮，病情總算幸運地壓了下來。

但讓我感到委屈的是，在這次診療之後，我竟然成了他人口中「拔腳指甲不打麻醉的醫生」。拔指甲當下，病患雖然很痛很不舒服，但我確實是有打麻醉的！就算這個情況是發生在外部診療而非監獄，也不代表會比較不痛。

---

8 根據大韓醫師協會的定義，基層醫療指的是「由充分掌握患者家庭與社區的醫師集結醫療資源並進行分配，提供持續且全面的基本保健醫療服務，以預防、治療、管理常見疾病，進而增進居民健康。」

「在獄內診間處置到這種程度，真的很少見呢。」女監獄官對我這麼說，當下我十分驚訝，立刻反問原因。女監獄官說，因為收容人待在看守所的時間不長，通常只會簡單換藥包紮，不會進行這麼徹底的治療。也就是說，基本上都會讓收容人撐到出獄，或是戒護外醫。

但若像監獄官說的，真的就這麼讓收容人出獄了，患有精神疾病、無法照顧好自己的他們，真的會乖乖去看醫生嗎？戒護外醫真能對病情有更顯著的改善嗎？申請外部門診，通常只能約到兩、三個月之後的時間，收容人可能在看到診之前就出獄了。如果送急診的話，真的就只能做緊急處理，絕對不會有人協助處理甲癬的。

我經常仔細觀察收容人的雙腳，因為這其中隱藏著太多不為人知的故事。如果曾是街友或患有精神疾病，甲癬會長得像未曾修剪過的樹枝一樣猖狂。

生活在二〇二一年的首爾，每走兩三步就有一家醫院，但對某些人來說，卻是如此遙遠。即便我再堅持想把這些患者醫好，每每發現他們的醫療補助又被健康保險審查評價院刪減，就會讓我再一次體會，對收容人來說，矯正機關的診療是唯一會接納他們的醫院。在大韓民國這塊土地上，對某個群體而言，守護他們健康的最後一道防線，竟然是監獄。

是病入膏肓，還是痛不欲生？

「酒精成癮者在偷了你的錢包之後會說謊，而毒品成癮者在偷了你的錢包之後，會幫你一起找錢包。」

An alcoholic will steal your wallet and lie to you. A drug addict will steal your wallet and then help you look for it.

電影〈美麗男孩〉

成癮患者無法克服身上的疾病，完全是他們自己的問題嗎？在成癮者面前說「你不夠有毅力」「嗑藥嗑成這樣也難怪戒不掉」就像對癌症患者說「你為什麼不克服癌症？」一樣。有些人可能來自富裕家庭，吸毒只是因為覺得好玩。但我在矯正機關裡遇見的，都是生長在惡劣的環境，從小就跟著身邊的朋友吸食強力膠，自少年看守所時期就開始服用安眠藥。

矯正機關裡的成癮患者，會因為自己睡不著，或因為感到不安、覺得自己快死掉了，就成天巴著監獄官不放。這種情況延續到最後，結果就是監獄官希望醫生能順著收容人的意，開足夠的藥給他們。有些醫生認為，煙毒犯是「已經」吸毒的人，認為他們「將來」一輩子都不可能成功戒毒。身陷這種利害關係中，當然不可能光靠教會或矯正機關幫助他們擺脫毒品。還有些收容人在矯正機關被「帶壞」，學會拿到更多替代性毒品的方法。甚至在出獄前後，還會偷偷形成另一種毒品交易的管道。

有一本讓我極為共鳴的書，叫作《成癮人生》（중독 인생），是《韓國日報》記者針對一百名毒品成癮者採訪後編寫而成，沒有任何一本書比它更能完整呈現煙毒犯的特徵及其監獄生活了，在此分享其中一段採訪內容。

被偷走的靈魂：「吸安非他命身體不會不舒服，但總有種腦袋再也不受控制的感覺。只要有人提到安非他命，心臟就會開始快速跳動，肚子開始跟著痛，會想衝去上廁所。人家都說靈魂被偷走，這話一點也不假，因為我的身體記得那種感覺。」

社會地位：「如果不用吸毒也能過上好日子、也能享受高高在上的地位，那誰還要吸毒？做動物實驗時，把猴子分成四組，然後給牠們毒品，只有被支配的那群猴子會吸毒。也就是說，只有因為社會地位而感到有壓力的那些人，才會選擇吸毒。」

毒品士官學校：「絕對不能把純吸毒者關進監獄，監獄簡直是毒品士官學校，本來只懂一點點，進了監獄之後連不該學的都學了。被關進去的藥頭會在監獄裡招攬這些純吸毒者，簡單來說就是一種客戶管理，他們會在裡面交換聯絡方式，出獄之後就能接著進行交易。該為純吸毒者做的是讓他們接受治療，而不是把他們關進監獄。純吸毒者通常會被判緩刑，法院判決定案之前會被關個三、四十天左右，關出來之後直接從幼幼班變毒品博士。」

從低收入階層開始：「從強力膠到瓦斯，從瓦斯到藥丸，從藥丸到大麻，從大麻到安非他命，照這個順序走，就是我們說的『菁英路線』。」

姜哲元、安亞蘭、孫賢成、金鉉彬（人名音譯）——《成癮人生》

光憑一個監獄醫師，真有辦法阻止這些事發生嗎？在我所處的這個地方，此時此刻，依然有收容人用盡各種辦法偷渡毒品、私下交易安眠藥、用鼻子吸食藥粉，依然有吸毒新手進到這裡之後大開眼界。面對這一波又一波難以抵擋的浪潮，一股憤怒與挫折湧上心頭。我也曾拜託其他醫生跟我一起並肩作戰，但時間、精力、情緒和法律方面的犧牲，這些是強求不來的。我們需要「自下而上」（bottom-up）——從底層每一個人開始改變，以及「自上而下」（top-down）——針對制度與系統進行改革，這兩種方式並行。但事實上，兩種方式幾乎都不可行。

監獄官們說，煙毒犯被關一次、兩次、三次，如果好一陣子沒再被關進來，不會認為他們戒毒成功，反而會覺得他們應該是自殺了。如果說死亡是毒品的盡頭，不是應該讓他們在矯正機關裡踏上戒毒之路嗎？更甭提希波克拉底曾說過「最重要的是，勿傷害病人。」這句話了。

煙毒犯，是一群無法擺脫毒品與針頭誘惑的人們。他們渴望更多的抗焦鬱藥、安眠藥、鎮定劑、麻醉性止痛藥，還有容易被忽略的肌肉鬆弛劑。肌肉鬆弛劑這幾個字會讓人以為，大概是類似舒緩肌肉的藥物，但它其實是一種中樞神經抑制劑，讓人產生肌肉不痛了的錯覺。矯正機關裡的肌肉鬆弛劑是康樂鬆錠（Konlax Tablets），跟收容人所知的藥丸上寫的「K2」是同一種東西。每天至少會有五個人來診間跟我要肌肉鬆弛劑。

曾經有些關於單純服用非類固醇抗發炎藥，和搭配肌肉鬆弛劑一起服用的鎮痛消炎效果的研究報告。報告結果都顯示，前後兩者的效果其實是一樣的。也因此更不能隨便開肌肉鬆弛劑給收容人。他們為了獲得「吸毒般的快感」而將肌肉鬆弛劑磨成粉，再加上在矯正機關裡無需處方箋也能買到的抗組織胺藥等常備藥，一起吸食。還有收容人說，每吃一顆像「Tridol」[9]的強效止痛藥，體感監獄生活就會直接少五小時。

不是光把他們關在矯正機關裡就沒事了，而是要想辦法讓他們出獄之後不再碰毒品才對。但一想到這裡，我就開始天人交戰。我努力控制開藥劑量，只開他們真正需要的藥，但真的沒有想像中簡單。為了用抗組織胺藥讓自己保持在昏沉狀態，很多收容人會不斷強調自己有鼻炎之類的症狀。讓我不禁懷疑其中真正患有鼻炎的到底有幾個人？

我曾經遇見一位剛滿二十歲的煙毒犯。他的性格開朗，在幫他處理指甲內嵌的時候，就順便聊了起來。他說自己在孤兒院長大，但他外向的個性讓我完全無法把他跟孤兒院聯想在一起。他說自己是因為吸了安非他命而被關進來，也因此患上了糖尿病。聽到年紀輕輕的他說自己有糖尿病，第一時間當然以為是第一型糖尿病，殊不知竟然是第二型糖尿病。一查之後才發現，安非他命的原料——甲基苯丙胺竟是造成糖尿病的罪魁禍首[10]。

9 Tridol 能抑制造成疹子、紅腫、搔癢感等過敏反應的組織胺。除過敏性反應外，Tridol 也會被用於舒緩流鼻水、打噴嚏、失眠、暈眩、嘔吐、頭暈等症狀。（出處：藥學用語字典）。

10 第一型糖尿病是因為身體本身未能分泌胰島素，跟我們比較熟悉的有胰島素但會產生抗性的第二型糖尿病不同。第一型糖尿病通常在比較年輕時被診斷出來，而第二型糖尿病受遺傳因素影響較大。

除此之外，毒品對人體造成的影響其實不計其數。最具代表性的，像是在共用針頭的過程中，可能會感染梅毒或ＨＩＶ等傳染病。

甲基苯丙胺（methamphetamine）不僅會造成牙齒受損（meth mouth），還會讓患者產生「有蟲在肌膚底下爬」的錯覺（meth bug），持續抓患部就會容易出現傷口。年輕族群還可能因此罹患腦中風。

有些人認為大麻成癮性低於香菸，應該要開放吸食大麻，但其實大麻造成的二手菸危害也不容小覷。而且對於尚未發育完全的兒童和青少年而言，二手菸可能會引發成癮、幻覺、精神錯亂等各種症狀。

即便先把這些可能引發的病症擺一邊，「成癮」這件事本身就是一種非常嚴重的疾病。當一個人成癮，任何一種特效藥都無法取代毒品帶來的快感，不吸毒就無法正常過日子，同時還會伴隨憂鬱、焦慮等症狀。這也就是為什麼當不見煙毒犯身影時，監獄官們會大膽猜測他們可能是自殺了。

除了醫療層面之外，其實還有一些我們需要去探討的部分。韓國刑事政策研究院於二〇〇六年發行之研究報告指出，監獄收容人當中百分之二十七點五

（五十一人中十四人）認為，如果找不到工作的話，「將不惜靠賣藥維持生計」。就如同《成癮人生》裡提及，應該把治療機構擺在監獄之前。然而，目前韓國的毒癮治療機構極少，機構裡的醫生們也都處於過勞狀態，因此，在沒有適當支援與對策的情況下，也無法將所有成癮者都送到治療機構。

每年吸食毒品的煙毒犯達到七千五百名，接受治療監督、治療保護、治療命令的人數卻僅為一千名。據韓國大檢察廳統計，二〇一九年治療保護為二百六十件，治療監督約為三十件。治療監督與治療保護必須由檢察官提出申請，治療命令則屬於法院的權限。其實，無論是成癮患者還是其他精神病患者，與患者人數相比，治療機構的數量完全是杯水車薪。目前全國依法指定的「治療保護機構」為二十一所（含國公立十三所），但真正營運中的機構僅有四、五所。截至二〇二〇年，近五年間治療保護績效低於五件的指定機構達十四所，四家國公立醫院績效甚至掛零。[11]

---

11 根據《韓國日報》二〇二〇年六月二十七日報導。

韓國醫學教育不夠重視毒品這個領域，讓我深感可惜。大麻造成的併發症之常見，甚至連我身邊的朋友都曾有過類似的症狀。但在醫學院時期，我卻不記得自己曾經接觸過毒品的專業知識。甚至連最近國內外新興毒品——俗稱「Spice」的 JWH-018 等「合成大麻」都沒在課堂上學過。我們還不針對這些毒品的成分、作用、成癮時症狀、治療方法加強相關教育嗎？毒品已經不再只是他國面臨的頑疾，而是韓國必須正視的現實。

當醫生遇見醫生

韓文有句話說「如履監獄圍牆」，意思是監獄圍牆裡的世界其實比想像中還近。而醫生，也不例外。

當醫生幫醫生看診時，總是會特別緊張。因為當下會有種被比較的感覺，總覺得對方會找自己麻煩。在其他地方看診時遇到同為醫師的患者，心裡通常會產生這類想法。但若場景轉換到監獄，對方身上穿的是囚服而非白袍，情況就更尷尬了。當我要為曾是整型專科醫師的收容人縫傷口時，即便對方沒有開口說半句話，我依然會緊張地像個要考試的學生一樣，口乾舌燥、冷汗直流。我想自己當時看起來應該非常滑稽吧？

遇到原本是醫生的收容人時，最讓我好奇的就是對方的罪名。一方面是出於好奇心，不過同時也會心想「哪天會不會也輪到我？」翻閱他們的案件紀錄，腦中時而會浮現「他到底是做錯什麼事？這有嚴重到需要受刑事懲罰嗎？」胳膊一不小心就向內彎。不過也會遇到讓我不禁大怒「身為醫生怎麼做得出這種事！」的情形，這些人真是壞了醫生的招牌。

其實醫生並不是只會因為醫療疏失、隱瞞疏失、開設非法醫療機關等嫌疑而被關。偶爾也會碰到毒品、性犯罪、殺人等罪名。

「讓我出去照ＭＲＩ！」

這名感覺下一秒就要從輪椅上滑下來、正在苦苦哀嚎的收容人，職業是非常氣派的醫院院長。真正腰痛的人絕對不可能用那種姿勢坐在輪椅上，他卻維持一貫的坐姿，並要求戒護外醫。上前請他保持肅靜，眼前這個聲稱腰痛的人卻突然從輪椅上跳了起來，直接平躺在診間的椅子上。他的這番行為比任何一名收容人都更像「小孩」。是醫生的話應該很清楚知道自己的要求有多麼不可理喻，看得連我都尷尬了。

這樣的收容人其實不算常見。有醫學系背景的收容人，十個裡面有八個在初診時，都會默默地說「其實我是醫生。」回答完「真的啊？」之後，我通常會這樣接下去。「但怎麼沒有在吃血壓藥呢？」看來，醫生比病患更不聽話、比病患更不愛吃藥這個說法，應該不是子虛烏有。

當遇到因為醫療疏失而被關進來的收容人，我也會感到害怕心想「該不會下一個就是我？」醫生負民事責任是很合理，但刑事責任的範圍究竟該如何界定呢？若非蓄意造成患者喪生，這種情況醫生又該負起多少責任呢？

韓國的醫療糾紛，一九八九年僅六十九起，二〇一八年則有二千二百九十一起。當患者針對醫療人士提出刑事訴訟，受理刑事訴訟的偵查機關（通常是警察）為了確認是否為過失，便會展開調查。也就是說，警方會透過書面或傳喚來調查醫療人士。對於沒有法律知識的醫療人士來說，無論理由是醫療疏失或怠忽職守，都必須接受調查，光是「被告」兩個字都可能會對醫療人士產生相當大的打擊。

一個人的社會地位，在矯正機關裡，究竟能產生多大的作用呢？至少面對在監獄裡被捧得高高在上的人時，我可以不用低聲下氣，這一點我很肯定。在監獄這個地方，或說至少就行醫這件事來說，無論罪行輕重，無論社會經濟地位高低，每個人都該享有同等待遇。

醫生的角色

這位患者主要症狀是暈眩和大便失禁，神經學檢查[12]結果無異狀，得讓患者外出去拍張腦部斷層，才能進一步確認病情，因此請科長來看看這位患者，其實公共保健醫師就有權決定收容人能否戒護外醫，但通常還是會交由醫療科科長來進行最後判斷。科長看後認為，生命跡象還穩定，也還能順利溝通，因此決定再觀察看看，不料收容人症狀持續惡化，二十天後，還是戒護外醫了，照了MRI，發現五公分大的膠質母細胞瘤（glioblastoma）已侵入延腦。這名收容人最後收到了暫停受刑許可命令。

記得大概是在他轉往外部醫院，準備接受手術及化療時，他兒子跑來監獄找我。那是我三年監獄醫師生涯中，第一次與收容人家屬面對面談話，也是最後一次。他兒子想確認爸爸在監獄裡的醫療待遇，我冷靜為他說明整件事情來龍去脈，但他兒子卻不斷提高音量，不停反駁。打從一開始，他想聽的就不是什麼合理解釋，無論我如何據理回答，他都認為是狡辯。每周探望不久人世之父並盡全力提供照顧的兒子，內心盡是委屈。他也知道，在監獄裡，生了病沒辦法馬上接受治療，知道戒護外醫並不容易，也知道監獄診間甚至沒有儀器能檢測出風險最高的癌症，這些他都知道。但最讓他不能接受的，是監獄醫療團隊從未好好向他說明爸爸的病情。他顫抖雙唇，對我這麼說。

收容人對被害人來說是如此恨之入骨，但他們終究也是某些人的家人，是社會的一份子。而我，則是一千五百名患者的醫生。那一天，大概是我感慨最深的日子。我多想抱怨，一整天除了科長進診間的半小時以外，整座監獄就只有我一個醫生，而就我的能力，根本還不足以成為這一千五百名患者的主治醫師。我多想反駁，我只是個在這裡服役的軍人，領著微薄的薪資，反問對方知不知道每天有多少收容人威脅我，說要向媒體舉發我，說要把我告上法院，我真的好累好累。

人們對我的期待，真的不只是單純的醫療處置。病患和家屬希望醫生能將患者視同自己親屬一般地照顧，希望醫生能向患者及家屬仔細說明病情，這是他們認為的「醫生的角色」。

我父親曾告訴我，要想成為一名好醫生，必須先成為綜合格鬥選手。因為必須懂得如何與患者「搏鬥」。可是老爸抱歉，我並不同意這句話。聆聽監護人充滿悲痛的埋怨，成為他們憤怒的擋箭牌，這些才是我認為的「醫生的責任」，而不是與他們正面衝突。在忙得焦頭爛額的時刻，即便天外有顆石頭飛來依然能平心靜氣，就像漣漪消失後的湖面，又廣又深。我想成為這樣的醫生。

暫停受刑許可命令下來後，收容人可由家屬或監護人帶走。自離開監獄起，醫藥費就不再由監獄負擔，而是家屬自付。這名準備接受化療的收容人，最終未能回到家人的懷抱。由於經濟壓力過大，家屬選擇放棄接他回家。

無論患者與患者家屬是誰，身為一名醫師，我該堅持的態度和角色，絕對不會改變。

監獄裡放羊的孩子

「人能吞下的東西很多，遠超過你的想像。」這是矯正機關教我的，而不是從醫學院學到的。三十歲的收容人B吞了原子筆後，被送來診間。X光片上面還看得見他吞下的那支筆。不過幸好只是筆身的一部分，長度不到八公分，有可能自然排出體外，所以最後決定採取追蹤觀察。我們每天幫他拍一張X光，確認原子筆的「進度」到哪裡了。

不過，追蹤觀察第二天，又出事了。B將滅火器砸向X光室的鏡子，並用碎玻璃劃破自己手腕。在監獄官上前制止前，B不斷尖叫，割了手腕不下二十次。他絕望地大喊，要大家停下來聽他說話。機動巡邏小組壓制了B並將他帶到診間來。B被裝上腳踝保護裝置，我開始縫合他手腕上的傷口。

現場除了我，還有十多名機動巡邏小組的監獄官，我們一群人包圍著B。沒有人開口說話，但每個人的表情都若有所思。

「究竟B是為了什麼而選擇自殘？」在矯正機關工作的人，都會不自覺往這個方向想。大概是想戒護外醫、想搬到單人房，或是想拿到特定藥物，才會把事情鬧得這麼大。從過去經驗來看，這種情況不在少數，這樣的懷疑也是非常合理。

一邊縫合傷口的同時，我問B為什麼吞筆，又為什麼割腕。B說，家屬會面時，太太告訴他女兒生了重病。他擔心女兒，卻幫不上忙，會面結束後用力踹了桌子，附近職員見他大吵大鬧，並不是上前安慰，反而認為他在鬧事。一氣之下，就這樣吞下了原子筆。吞筆隔天，一位監獄官對B說：「又不是親女兒，你激動什麼？」那句話，讓他憤而選擇割腕。

我一邊縫合傷口，一邊告訴B，我懂他現在心裡十分難受，也知道他非常擔心女兒健康，但自殘不能解決問題，一定有更好的方式，能幫助他克服這個困境、找到解決辦法。然而，除了安慰，我能為B做的真的不多。

B沒有回到舍房，而是被送到調查室，當天下午，B再次被帶來醫療科，他用牙齒把傷口縫線全部咬斷。監獄官們圍成一圈，問他到底怎麼了。由於情況實在太荒謬，令我控制不住自己語氣，辛辛苦苦才把傷口縫好，怎麼又搞成這樣呢？這次，B說因為自己想看書，但被拒絕。此時，我突然開始懷疑，B自殘的原因可能沒有想像中單純，也許他患有精神方面的疾病也說不定。

我問B是否曾接受精神科治療。B說，入獄前曾因間歇性暴怒症而服藥。可是都入獄好幾個月了，難道這段時間暴怒症都不曾發作嗎？他又說是因為監獄官經常幫他心理諮商。的確，人與人之間的交流，有時候效果是會大過於藥物的。

看來「間歇性暴怒症」這個病名並不是主要因素。我再次替B仔細縫合傷口，並告訴他，如果平常感到生氣或鬱悶，就申請到醫療科接受診療。

「如果他們不讓我出來呢？」

「就告訴他們你要接受精神科諮商呀，這種小謊應該說得出口吧？」

聽我這麼說，B害羞地笑了。

後來，B每天固定會來診間兩次。逐漸開朗的神情，多多少少讓我感到有些陌生。他那如雨過天晴般的神色，讓人不想失去，也不想忘記。

獄裡獄外都一樣，其實很多時候，我們只是需要有人聽自己說說話。這些不尋常的行為舉止，很多時候都只是希望身邊的人能給自己多一點關心。

在監獄和看守所待久了，會發現這裡有不少「放羊的孩子」。然而這些隱藏在謊言之間的「請幫幫我」，卻往往是最容易被忽略的部分。不要對他人的求助視而不見，如果我們肯花點時間問問放羊的孩子「你為何一直說狼來了？」也許放羊的孩子就不會被狼吃掉了。就算已經因為自殘或是藥物成癮，被村民們當成放羊的孩子，他們也依然是孩子，不是嗎？

我忘了我為什麼要去嘗試　And I forget just why I taste
哦對，我猜因為它能讓我笑　Oh yeah, I guess it makes me smile
我發現那很難，真的很難找到　I found it hard, it’s hard to find

好吧隨便，不用在意這些

Oh well, whatever, never mind

Nirvana，〈Smells Like Teen Spirit〉歌詞

矯正機關裡的外國人

矯正機關裡，偶爾也會見到外國籍收容人的蹤影，儘管我待的並不是專收外國人的天安監獄。順天監獄的外國人雖然不多，但很剛好有一群都是因專屬經濟海域問題而被關進來的中國人。

有一名中國籍收容人，梅毒篩檢結果呈陽性。梅毒標準治療方法，是一周打三次針。藥劑本身呈現乳白色，要將藥劑打進臀部肌肉當中，必須使用18G（直徑一點零二毫米）的粗針頭。打針當下，中國籍收容人那痛苦不堪的表情，在我腦海中揮之不去。他身形壯碩，像是個在大船上威風凜凜發號施令的船長，現在卻屈服於針頭之下，反差之大。

首爾看守所曾經收進一大批賴比瑞亞籍收容人，一開始我還不清楚怎麼回事，看了新聞報導才知道，原來是賴比瑞亞跨國詐騙集團。

賴比瑞亞五人詐騙集團假冒美軍，以洗黑鈔方式騙取韓人超過八億韓元（二〇一八年十月報導）。

賴比瑞亞跨國詐騙集團假冒繼承鉅額遺產的美國外交官，騙取二十三名韓人約十四億韓元（二〇一九年四月報導）。

以攜入變色紙鈔等綠錢詐欺手法對韓人行騙，受騙金額達七億五千萬韓元（二〇一九年七月報導）。

綠錢是一種用來掩蓋行賄基金等非法資金的假鈔。在一般紙鈔表面塗上綠色化學藥劑進行搬運，再經過藥物處理，就能恢復成原本狀態。二〇一九年九月，法務部正式禁止賴比瑞亞國人以免簽證方式入境。

所有新來的收容人都必須接受ＨＩＶ檢驗，無論國籍，檢查後發現，某名賴比瑞亞人呈現陽性，我還記得他大受打擊的表情，在我告知他檢查結果的那一刻。

（賴比瑞亞的ＨＩＶ發生率高達百分之一點九。）

還曾有烏茲別克人，因有向恐攻集團提供資金之嫌疑而遭到逮捕，這個烏茲別克人患有嚴重尿路結石，轉往外部醫院進行治療，沒想到戒護科的反應竟是「幹嘛把恐怖份子送到醫院去？」讓我印象深刻。就假設他真的是恐怖份子好了，在這種情況下他能做出什麼事嗎？為何如此大驚小怪？從醫院回來後，烏茲別克人好一段時間身體均無大礙，直到有一天，他跑來診間說下腹痛，由於語言不通，再加上並非尿路結石症狀，讓我感到手足無措。剛開始以為只是單純的腸胃不適，然而他三天兩頭掛病號，最後決定拍Ｘ光，一照才發現，當初尿路結石情況嚴重時，放在尿道裡避免結石堵塞的支架，竟然出現在肚子裡。照理說，醫院應告知病患，過一段時間之後，要回診拆除支架，但他可能沒聽懂，陪他去動手術的職員可能也沒注意到這件事。

外國收容人經常會遇到類似的溝通障礙，我必須打開翻譯軟體，看著電腦螢幕，才有辦法順利對話。在順天監獄幫中國籍收容人看診時，因為溝通非常不順，我甚至還跑去放送通信大學修中文課，然而中文實力並未提升，看診時依舊講不太通。對外籍收容人來說，來到一個語言不通、食物也不合胃口的地方，的確是一件相當煎熬的事。我還曾經遇到拒絕用餐的穆斯林收容人，來自沙烏地阿拉伯的他，連飯都沒辦法好好吃。記得前來門診時，他哭著要我幫他聯絡大使館，看起來還真叫人心酸。

監獄裡總是有著大大小小各種狀況發生，我們無法一口氣解決所有問題，政府預算編列也是不容忽視的要素之一。也正因如此，在監獄工作的我們，用什麼樣的態度去面對這些問題，會對工作環境產生極大的影響。我們都以為監獄是個冰冷沒有溫度的地方，但其實每一座監獄背後，都有監獄職人的選擇與堅持。

第三章
監獄裡的人們

「在認同我們同胞的人性尊嚴之際，我們對我們自己致上最高的敬意。」

In recognizing the humanity of our fellow beings, we pay ourselves the highest tribute.

瑟古德 · 馬歇爾 Thurgood Marshall

M的故事

M入獄之後，將近兩個月的時間連一口飯也沒吃，他是五十多歲的男性收容人，一開始以為只是單純的「拒食」患者，但看著他一句話也不說，我開始發現有些地方不太對勁。M不是單純不說話，而是完全「不開口」。

若是心懷不軌的拒食，通常會開口表明自己的目的，或說「我絕對不會告訴你們我為何不吃東西」。然而若是像M這樣完全不吃東西的話，有可能屬於精神疾病。拒絕進食也是精神分裂的陰性症狀之一。

隨著M拒絕進食時間越來越長，我決定把他轉到精神疾病專責監獄——晉州監獄。不知為何，轉送申請沒被批准，只好讓M接受精神科遠距診療，並以戒護外醫方式領藥。可是，M不開口就是不開口，連藥都不吞。體力不支的M，最後幾乎只能躺著不動。我曾試著用較溫和的方式想打開他嘴巴，但他總是咬緊牙關，堅決不張開。M有著一對像外國人的藍眼睛，總是天真無邪地看著我們。我依稀記得他那雙藍色眼睛，眨呀眨的。

有時，醫生會幫患者做抗精神性藥物（anti-psychotics）的肌肉注射，但監獄裡並未備有這類藥劑，而M已因同樣問題戒護外醫過，想再送外醫，醫療科科長和戒護科人員都持反對意見。只怪上次外醫時，院方沒有好好處理。我猜大概是因為當時沒能掛到精神科醫師門診，只在急診室做簡單處置就回來了。還好M並不抗拒打點滴，還算能勉強度日。

記得那天，我們下了最終結論——再次讓M戒護外醫。不知為何，內心總有股不祥預感，總覺得那個晚上會是關鍵。我通常六點下班，但那天我選擇留在醫療科，讓M躺在診間打點滴，坐他對面持續確認狀態，到了晚上十點左右，M突然失去意識，也沒了呼吸和脈搏。我二話不說，立刻幫他做心肺復甦術，那是我成為醫生之後的第一次心肺復甦術。做的當下，整個世界彷彿停止轉動，不知道會不會每次都有這種錯覺。幸好做到第二輪時，救護人員抵達現場，M也恢復了自主循環。

戒護外醫的M，住進全南大學醫院加護病房。由於健康狀態相當不樂觀，可能活不到出獄，因此獲得暫停受刑許可。

後來，M被他哥哥接走了。聽說M的哥哥經濟狀況不甚理想，全南大學醫院認為M病情十分嚴重，不讓M辦出院，可是M的哥哥負擔不起大學附設醫院加護病房的住院費用，因此決定轉到類似療養醫院之類的機構。

最後，M在轉院的救護車上，嚥下最後一口氣。那時我才知道，原來民間有一種私營救護車，是專門讓「即將在車上臨終」的患者搭乘的。M大概是在那樣的環境中結束了生命吧？雖然這一切只是我的猜想，但要在這附近找到療養醫院並不容易，而且經濟因素也讓繼續接受治療變得難上加難，我想最後剩下的選項應該也不多了。

M走了之後，他哥哥向國家人權委員會控告監獄醫療待遇不佳。接著，國家人權委員會開始針對我進行實質審查。調查人員調了監視器畫面出來看，監視器拍到的，是我下班之後留在M身邊觀察他狀態的影像。調查人員接著問了我幾個問題，大概是「你是否盡到最大責任提供應有醫療服務？」之類的。我告訴調查人員，第二次要送M戒護外醫前，他心跳一度停止，但這是無法預測的狀況，我在診間採取所有可行措施，只為了讓他恢復心跳。當下我很慶幸，自己能坦蕩蕩說出所有事實，沒有一句謊言。

我也會想，若自己有更多針對M這類精神疾病患者的臨床經驗就好了。撇開這個不談，M的事件帶給我的最大啟發是——「我們的社會是否有夠完整的系統能保護這樣的患者？」M從一開始被關進來時就不吃東西了。當初為什麼要堅持逮捕一名精神病患呢？由於經濟因素必須放棄治療的情況，是否還在繼續上演呢？國家人權委員會是否針對收容人該有的人權做出足夠考量呢？國家人權委員會是否該為這些需要接受治療的收容人發聲？

調到首爾看守所之後，我又遇到了幾名跟M相似的收容人。其中一名中國籍收容人也幾乎不說話、不吃飯，不過看起來狀態比M好一些。我不想再因為同樣問題放棄患者，於是要求他來醫療科找我，花了好一番力氣才讓他喝下加了藥丸磨粉的咖啡和可樂。不久後，他病情逐漸好轉。難怪我們總說——「患者，是醫生最重要的老師。」

戒護科與醫療科

韓國監獄或看守所大致上由總務科、戒護科、分類審查科、職業訓練科、福利科、出庭科、醫療科等單位組成。其中，分類審查科、職業訓練科和福利科的工作範圍，與醫療科幾乎沒有交集。醫療科最常共事的，是戒護科的監獄官。

監獄官身上的一大串鑰匙，可說是經典象徵。在尚未自動化的年代，收容樓鐵門和舍房的門都必須用鑰匙一一上鎖，很難想像當時監獄官鑰匙到底多大串。如今，監獄官不必再和以前一樣，將一整串鑰匙掛在身上。現在幾乎都以感應門卡、指紋或按密碼鍵代替。收容人居住的舍房大門，甚至在戒護科辦公室就能遠端開關。話說回來，也並不是所有設施都已自動化，有些門還是只能靠鑰匙開關。

隨著人權意識高漲，收容人醫療待遇也比過往更受重視，監獄官所扮演的角色，幾乎跟案例管理師相同。（案例管理師會負責協助轉介社會成員、幫助他們享受良好社會福利，也會負責精神病患出院後的特別管理。）戒護科職員幾乎是二十四小時陪伴收容人，醫療人員只能在診療時間照顧收容人，即便是收容人來診間看診時，都會有戒護科同仁陪同。有些戒護科職員，會將收容人的心情、衛生狀態、特殊事項、在舍房時曾出現的症狀等細節轉達給醫療人員，但並非每一位戒護科職員都把這些當成份內工作，所以，每當遇到特別細心的同仁時，總會讓我發自內心感到敬佩。

矯正機關的醫療科，雖然在單位上是一個「科」，但與負責矯正機關核心任務「戒護」、由身穿制服的監獄官組成的戒護科大有不同，人數也完全不能跟戒護科相比。首爾看守所大約有二千七百名收容人，職員約七百名，而包括我在內的醫生僅有五名，其中一位還是牙醫，和我一樣是服役中的公共保健醫師。醫療科職員總共二十幾人，而戒護科是我們的十倍以上。

至於這裡的醫生護士需不需要穿著醫師袍或護理師制服呢？這部分是個人自由。通常我選擇不穿，因為我不想依賴白袍帶來的權威感，而且，身穿白袍總有一種與其他職員格格不入的感覺。

醫療科要讓病患戒護外醫時，其他單位也會跟著出動。以首爾看守所為例，除了急診之外，每天平均會有三次左右的戒護外醫，每一名收容人前往戒護外醫時，會有三名戒護科職員陪同。對戒護科來說，陪同就醫雖不是什麼難事，但因需動用較多人手，經常必須重新安排人力，所以，每次要批准戒護外醫時，總免不了看戒護科的臉色。以我的立場而言，光靠監獄醫療設施，難以處理好每一種病症，因此戒護外醫真的無法避免，但同時還是必須注意，若不是非常緊急的情況，也不能隨意批准戒護外醫。

最近，戒護科和醫療科之間，就配戴戒具這件事議論紛紛。有自殺、自殘、傷害他人可能性的收容人，必須配戴手銬、頭部戒具、腳踝戒具、護帶、保護椅、保護床、保護服、綁繩等「戒具」。二〇二〇年五月，釜山看守所發生一起配戴戒具長達十四小時勞役收容人死亡的事件。根據調查結果，該名收容人在健康狀態不佳的情況下長時間配戴戒具，且事前並未有人確認其身體狀況，最終導致收容人死亡。事件發生後，相關單位制定了配戴戒具的新規定。其中包含配戴戒具時須向典獄長報告、就寢時間原則上可卸下戒具，以及精神疾病患、老人、身障人士、病患配戴戒具，或同時配戴超過兩種戒具時，須每兩小時確認收容人基本健康狀態等內容。

我向矯正本部醫療科建議「每兩小時確認健康狀態」的具體事項，羅列了需要確認的健康狀態草案後上呈。在瀏覽大量海外文獻與案例的過程中，我還發現配戴戒具與不明原因死亡之間有關的紀錄。因此，我在草案中註明，建議除基本活動狀態之外，必須定期確認手部與腳部神經是否受損。針對這份草案，各大矯正機關醫療科與戒護科雙方出現各種不同意見。有人認為兩小時間隔太短；有人提問，在確認健康狀態時，是由醫療團隊前往舍房，還是監獄官負責把收容人帶到醫療科；也有人好奇，是否一定要由醫療科確認健康狀態，還是戒護科也能在第一時間先行觀察，有異狀才交由醫療科深入檢查；甚至還有人質疑，配戴戒具的收容人，是否有辦法維持正常活動狀態？

最後的決定是「因地制宜」，讓每間矯正機關針對細節進行調整。不過，大原則是，配戴戒具超過兩小時就必須確認健康狀態，若出現異狀則由醫生進行判斷，決定是否卸下戒具。有些矯正機關的醫療科和戒護科互相配合，讓配戴戒具時間縮短到一小時五十分鐘。我個人覺得這方法挺不錯的。因為通常病患大吵大鬧的時間不會超過兩小時，如果兩個小時過後依然出現自殘等行為，我認為就必須戒護外醫或讓病患接受精神科診療，而不是二話不說套上戒具好幾個小時。將戒具配戴最小化，是制定新規定的意義所在，也是我們必須追求的方向。

法務部內部平台上，有人抱怨戒具配戴新規定太嚴格，造成執勤不便。這種說法一點也不合理。新規定能同時守護原則與人權、保護安全與健康，即使這方法相對需要付出一些代價，但這不就是我們「領薪水」的意義嗎？

寫陳述書那天

「原諒，不是為了他人，而是我們能送給自己最好的禮物。」

Forgiveness is the greatest gift you can give yourself.It's not for the other person.

馬雅・安傑洛 Maya Angelou

身上別著藍色號碼牌的收容人L，一進到診間就開始大吼大叫。

「我說公保醫（相較於「醫生」，「公保醫」是極其無禮的稱呼）啊，我不是已經說過上次開的藥有副作用嗎？這種藥我吃了會發燒！你是想害死我嗎？開原本的藥給我！」

這名收容人，從幾個星期前，就開始跟我們要自己寄入的藥品。因為吸毒或毒品交易而被關進來的人，經常會從外面寄入精神藥物。「物質使用疾患」（Substance use disorder），簡單講就是「藥物成癮」，容易伴隨其他精神性問題，若持有外部醫師合理診斷證明與處方箋，就會批准藥品寄入。由於收容人本人無法外出，通常會由家人代持收容證明與家屬關係證明前往醫院拿藥。有些醫院會拒絕開立監獄寄藥用的處方箋，不過，依然有不少醫院在沒有面對面看診的情況下，直接將藥物開給代理人。

就像前幾個章節提到的，有些收容人會將藥丸磨成粉再用鼻子吸入，如果被監獄官發現，就必須接受調查與懲處。接受調查的收容人住的地方，環境通常比一般舍房更糟。在這裡，收容人必須一五一十說出自己是如何做到磨藥吸食等非法行為的。

監獄裡問題最大的藥物之一，就是源自鴉片的消炎止痛藥——特立得。特立得在美國被分類為等級最低的四級藥物，仍屬麻醉性止痛藥。在韓國，雖然不屬麻醉性止痛藥，但其實也只比它低一個等級而已。該藥物有濫用、誤用的可能性，一直以來，有不少人主張，應該要把特立得歸類在麻醉性止痛藥當中。身體的痛症是非常主觀的，這也讓診療變得十分不易。

一個本來正常生活、也從未有過消炎止痛藥處方紀錄的人，一走進診間就痛得哀哀叫，不是喊腰痛就是喊腳痛，每當我看到收容人這樣痛得苦苦哀嚎，真的很難不心軟，雖然這樣一點也不客觀。

在電影《我想有個家》[13]當中，曾出現用假處方箋領藥，並混入提神飲料中販賣的場面。店裡中出現的藥，其實就是特立得。在西南亞、非洲等地區，經常被當作振奮劑（mood enhancer，能使人心情變好的藥劑）濫用。由於具有成癮性，在藥品資訊網站上也會註明「有藥物濫用或成癮之患者，請務必經專業醫師同意後短期服用。」等注意事項。

即便已經對L做了上述說明，他依然不願讓步。眼看外頭還有其他收容人在

13（編按）《我想有個家》是一部黎巴嫩電影，講述一名貧民窟十二歲少年掙扎求生的故事。該片於二〇一八年五月在坎城影展首映，同年受邀參加台灣金馬國際影展，也囊括多項國際影展大獎，並入圍金球獎與奧斯卡獎最佳外語片。

等待看診，我只好先請他離開診間。L大吼「我叫你講清楚！」並把帶來的藥袋往我臉上丟。瞬間內心實在五味雜陳，最先湧上心頭的是憤怒，接著是滿滿的委屈。對於成癮患者應該要抱有憐憫之心，恐怕我還沒能到達那個境界。

根據大法院判例，若被他人丟過來的物品砸中，屬於遭受暴力行為。同時，L的行為也已經妨礙到醫療。在這種情況下，就需要戒護科適當介入。若戒護科能適時控制場面，就能徹底避免意外發生，診療也不會受到阻礙。但很不巧的是，當天診間裡沒有任何人出面阻止。

我要求將L列為調查收容對象，基於暴力與妨礙診療緣故，對L進行懲處並移送檢方，我也前往調查部門陳述當時狀況。移送檢方，等同於要求檢方起訴，如果被害人對狀況本身不以為意，檢方根本不可能會知道發生了什麼事，更別說是起訴了。

那天晚上，我心裡非常不好受，按照法律相關規定來看，L移送檢方後，會因這起案件被處罰金或追加刑罰，一直到隔天早上，我滿腦子都在想「不如就原諒他吧」，然而，L並不承認自己的行為，也認為自己沒有犯錯，即便監視器拍下了整個丟藥袋的過程，當時現場許多職員也都是目擊者，L依然打死不承認。

我非常生氣，卻又同時想起了蜜雪兒・歐巴馬說過的話：「當他們走低，我們選擇走高。（When they go low, we go high.）」其實我沒必要讓自己跟L一般見識。我有選擇的餘地，我可以做出更明智的抉擇。

隔天，我買了杯飲料，起身前往調查部門。我告訴他們，不管L承不承認自己的過錯，基於我的宗教信念，我不希望L受到任何懲處或處置。此話一出，調查部門的職員臉上寫滿了錯愕。他們希望按照原本的計畫進行，必須要給L一點顏色瞧瞧，但我已下定決心，不會改變。

諷刺的是，即便我主動表示不希望對方受到任何懲處，依然必須要寫陳述書。看著眼前這份陳述書，我不禁心想，明明做錯事的不是我，為什麼到頭來好像是我的不對？

寫好之後，簽上了名字，一股從未有過的平靜席捲而來。原來我不只是原諒了L，也放過了我自己。

由於監視器拍下了L的暴行，所以他依然受到了懲處，但並沒有被移送檢方，後來，L選擇向人權委員會提交陳情書。

別把電視劇當真

確定要在矯正機關工作之後，以及在矯正機關服務的這段時間，只要是跟監獄和看守所有關的電視劇、電影和漫畫，我都會盡可能找來看。其中幾部跟醫療有關的作品我看得比較仔細，以下就以心得或者查證的角度，分享我對幾部作品的感想。

一、韓國電視劇《監獄醫生》

《監獄醫生》會讓觀眾誤以為醫療科是整座監獄的中心，其實不然，監獄重要的部分是「戒護」，因此醫療科不能拿來跟戒護科相互比較。

不過，這部作品倒是著眼於一種醫療科能發揮的力量——暫停受刑！暫停受刑指的是：若有確切事由，可在檢察官同意之下暫停受刑。刑事訴訟法中明文規定「執刑導致受刑人健康明顯惡化，或有無法維持生命之疑慮時」（韓國刑事訴訟法第四七一條）。雖說最後決定權掌握在檢察官手上，但也因為是基於健康因素的暫停受刑，監獄醫生的意見就更為重要。這時，醫療科科長就能發揮影響力。而這部作品甚至天馬行空地拍出「醫療科能將收容人的健康暫時調整為可暫停受刑的狀態」等內容。

這部戲裡曾出現這樣的台詞：「已經申請科長看診了，等了三個月還是等不到人。」確實，收容人經常抱怨「都不幫忙看診」，從這點來看，這部作品對細節有一定考究，但並不可能會有「等了三個月還等不到科長看診」的情形。收容人申請科長門診之後，基本上三天之內都能看到診，電視劇是誇大了。

會讓收容人覺得「一直看不到診」的情況，主要在於戒護外醫、精神科診療以及牙科診療。

戒護外醫需要戒護人員陪同，但戒護科經常人手不足，即使醫療科長批准了，還是得等上好一段時間，才能到外面去看診，也難怪幾乎每一所監獄的醫務官都希望能安排更多人手來協助處理戒護外醫。

矯正機關對精神科相關治療需求非常高，但全韓國只有兩所矯正機關有精神科醫師進駐。為了彌補空缺，每兩周會實施一次遠距診療，每位患者平均只能分配到五分鐘看診時間，無疑是杯水車薪。與每天基本看診一次，每次能分配到三十到四十分鐘的大學附設醫院精神科相比，相距甚遠。世界衛生組織強烈建議所有矯正機關加派精神專科醫師人力，但在無法保障精神科醫師收益的情況下，我們很難要求更多精神科醫師進駐監獄看診。

大部分收容人的牙齒都不健康。對口腔衛生的重要性認知不足，也幾乎沒有定期保養牙齒的經驗。監獄裡經常看到收容人少了好幾顆牙，或蛀牙嚴重到必須拔牙。可是光靠監獄裡的設備，很難提供完整牙科診療。無論是根管治療還是補牙，都有一定難度，植牙更是連想都不用想。收容人如果蛀牙，起碼要等三個月，最長要等六個月，才有辦法看到診。在等待過程中，矯正機關的醫生只能幫忙開一些止痛藥。

二、日本漫畫《女子監獄醫師 Akira》

描述女子監獄醫師工作點滴的日本漫畫，道盡醫師的各種煩惱與溫暖人心的故事。閱讀當下心想，收容人的故事真有這麼戲劇化嗎？隨著工作累積，我也切身體會這些故事都是真的。

有些問題只會出現在女子監獄與女舍裡，比如懷孕收容人的生產。嬰兒出生後，可待在媽媽身邊十八個月，因此矯正機關醫師也需要看小兒門診，雖然這種情況十分罕見。我在仁川看守所女舍看診時，也曾隔著鐵欄杆看到小嬰兒的臉龐。我永遠都忘不了小嬰兒天真無邪的樣貌，以及在鐵欄杆前排排站只為了欣賞小嬰兒的舍房清潔員們。不論是不是罪犯，我們都是某人的子女、父母、家人，我們也都曾有過那樣純真無瑕的臉龐。慶幸的是，小時候的記憶不會停留在腦海裡太久，這對鐵欄杆另一頭的寶寶來說是好事。「遺忘」，有時不見得是單純的自我保護，也可能是來自上天的禮物。

首爾看守所女舍經常出現的，還有整形後的副作用。鼻子、胸部、下巴、額頭，整形手術的副作用可說是五花八門。動過整形手術的收容人當中，有不少是牽扯毒品問題，或者伴隨其他精神疾病。或許有些人純粹是為了彌補身上的缺點、為了變漂亮而整形，但我相信在動手術前，多少也受到精神或社會因素影響，當然，也需要判斷是否嚴重到病入膏肓的程度。

我們生活在一個會因外表評價而讓自尊心受創的社會，其中有些人甚至會因此覺得快要窒息。部分收容人被判定患有身體臆形症（軀體變形障礙）。身體臆形症指的是明明外表沒有任何明顯缺點，卻瘋狂認為自己外表有嚴重缺陷的一種疾病。這種疾病也很容易造成患者對整形手術或皮膚科美容上癮。

三、韓國電視劇《機智牢房生活》

「小迷糊」李奎炯在本劇之演技讓我印象十分深刻。追劇時還以為每個煙毒犯都跟小迷糊一樣嗨，但現實中，順天監獄裡的煙毒犯，各個都有氣無力的。後來到了首爾看守所，才遇到一些剛吸完毒兩三天，狀態跟小迷糊差不多的收容人，那也是我第一次看到吸毒後佈滿血絲的眼睛，這種英文稱為「bloodshot eyes」的充血症狀通常不會持續太久，但也有少數收容人久久不退。

瞳孔，是容易用來判斷藥物成癮與否的身體部位。甲基苯丙胺、古柯鹼、大麻，都會讓瞳孔放大。也就是說，吸毒後，瞳孔會跟著變大。反之，芬太尼（fentanyl）或海洛因等鴉片類藥物（主要為止痛藥）服用過多，會造成瞳孔縮小，看起來會像蛇的眼睛一樣細長。「眼睛是靈魂之窗」這句話可真有道理。

四、韓國綜藝節目《善良地活著》

明星與監獄官體驗監獄收容生活的綜藝節目，監獄官們扮成收容人的演技可謂一絕。再加上實際進入監獄取景，帶給觀眾更真實的感覺。

五、韓國電影《八面埋伏》

描述一群聯邦調查局探員透過採訪監獄裡的連環殺手，對「心理病態」進行定義的故事。因為順天監獄和首爾看守所裡有幾名連環殺手，因此這部作品讓我看得更起勁。這些人的內心世界與一般人真的不一樣嗎？

在監獄工作這段時間，大概只遇到一、兩名收容人會讓我心想「該不會真的是心理病態吧？」光看平常的樣子幾乎難以分辨，但只要對話時間越長，就會越明顯。而且，這些人犯下案件的驚悚程度，可是一點都不輸《八面埋伏》的劇情呢。

六、美國電視劇《越獄風雲》

元老級監獄片。每當提到自己在監獄行醫，總會有人聯想到《越獄風雲》裡的女醫師。據我所知，目前韓國總共有兩位女醫務官在矯正機關服務。

七、美國電視劇《勁爆女子監獄》

改變自真實故事的電視劇，劇情十分引人入勝，一看就讓人欲罷不能，不難理解為何總是能在網飛排行榜名列前茅。這部作品描述在女子監獄發生的故事，無論是種族還是性取向都非常多元，跟韓國很不一樣。

我印象最深刻的，是其中一名跨性別收容人，因為得不到適當的醫療服務而孤軍奮鬥。韓國矯正機關裡也有包含跨性別在內的性少數者。開始在矯正機關工作之後，才這麼頻繁地接觸到性少數者。對我來說，他們的人權與健康問題依然是個未知領域。在這裡，我會接觸到的性別認同，比想像中還要多得多。該如何與他們對話，又能與他們聊得多深，這些都是在監獄裡能慢慢學習的部分，而我對此心懷感恩，因為離開監獄之後，大概也很難再有類似的經驗了吧？

暫停受刑的現實面

來到監獄工作之後，讓我覺得很酷的事情之一，就是能遇到檢察官。電視裡的檢察官看起來總是充滿氣勢，也讓我一開始對檢察官抱著一種不著邊際的幻想。不知道是不是因為這樣，第一次在監獄裡遇到檢察官時，我的心撲通撲通地跳得好快。

監獄醫師需要與檢察官共事，不外乎兩種情況——暫停受刑、驗屍。

在韓國，當收容人的健康狀態已經惡化到讓受刑失去意義，離開監獄後也不會有潛逃或再度犯罪的疑慮時，就會實施暫停受刑。收容人可以自行委託律師進行申請，或由監獄內部醫務官協助提交申請書。

暫停受刑這件事，除了決定是否實施之外，也需要衡量暫停受刑的時間長度。

當我們判斷收容人已經幾乎站在鬼門關前，也決定實施暫停受刑，收容人若在暫停受刑期間內嚥下最後一口氣，對身為醫師的我來說，算是最理想（？）的結局。但若暫停受刑實施期間太短，導致收容人在身體狀態不佳的情況下再度回到監獄，那麼暫停受刑就會失去其意義。反過來講，如果狀態並不危急，暫停受刑期間卻過長，可能會讓收容人受刑期間跟著拉長，也會對社會安全造成威脅。

此外，看守所內也會有暫停逮捕[14]的情形發生，與暫停受刑相比，暫停逮捕的門檻相對低得多，我在首爾看守所服務時，那裡的暫停受刑與逮捕主要是由醫療科長處理。在順天監獄時期，因為只有我一個駐點醫師，所以絕大多數的暫停受刑都是我負責。

順天監獄每年大概有十起暫停受刑案件，大部分收容人都在暫停受刑期間死亡。末期小細胞肺癌轉移到腦部的患者S、有嚴重腦梗塞後遺症與第四期褥瘡導

14 （編按）根據韓國刑事訴訟法第一〇一條，法院在具一定事由時，可以將被逮捕者委交給親屬、保護團體或其他適當人選，或限制被告之住居，執行暫停逮捕。

致敗血症的Y、有超過一年時間以為只是單純扁桃腺炎卻發現是第四期咽喉癌的K、疱疹病毒造成的腦炎導致智力退化與癲癇的J、嚴重肝硬化導致腹部腫脹的H、精神疾病導致兩個月一口飯也沒吃而造成生命威脅的M……每一個名字都深深刻劃在我的腦海裡。

為了確認是否真的有暫停受刑的必要，檢察官會提出非常多問題，監獄醫師必須提出解答。這種檢察官到矯正機關或醫院確認收容人身體狀態的過程，我們稱為「臨檢」。檢察官會直接向收容人發問，以了解健康狀況，若收容人回答不出來，醫生會在旁邊協助說明為何必須實施暫停受刑。

為了避免「後患」，通常檢察官不會樂意批准暫停受刑。檢方立場我十分理解，但光憑矯正機關內的醫療設備與人力，實在難為所有生病收容人提供完整照護，這一點也無庸置疑。更不用提監獄裡「臨終關懷」這四個字有多麼不切實際了。同在監獄工作的職員當中，也有不少人非常希望收容人能獲得暫停受刑許可，因為這樣就能減輕工作上的負擔。

老實說，如果收容人罹患的是伴隨嚴重痛症的末期癌症，職員能為患者做的真的不多。反倒是能陪伴在生病收容人身旁的「看護收容人」的角色更為突顯。不少監獄會從收容人當中選拔出幾名「看護者」，負責看護監獄內生病的收容人。看護者是監獄選拔的勞動對象當中，要求最嚴格的一種人力。機關內的耶和華見證人信徒會優先被選為看護者。看護者必須負責幫患者洗澡、餵他們吃飯，醫院裡看護負責的事情，都會交由看護者來做，像是包藥等簡單的工作，偶爾也會請看護者協助。

明明已經提出任誰來看都很合理的暫停受刑原因，但只要跟檢察官對到眼，即使一句話也沒說，也會讓我有種化身成嫌疑人的錯覺，緊張得汗流浹背。看著剛動完腦部手術、尚未恢復意識的收容人，檢察官開口問了。

「監獄裡沒辦法化療嗎？」

「理論上是可以的，但化療總共要做十二次，如果每次都要從順天監獄出發搭一小時的車到醫院，對病人也是一種負擔。而且化療之後身體會非常虛弱，需要在營養與免疫方面多加照顧，監獄能提供的比較有限。」

「腦瘤的預後如何？」

我聽得出來，檢察官言下之意是說，都已經開完刀了，應該可以活得更久才對。

「患者腦瘤屬於第四期惡性腦瘤，體積也不算小。依據過往經驗，手術後平均只能存活一年左右。雖然在手術過程中拿掉部分腫瘤，但並沒有切除全部，預後並不樂觀。」

並不是每個檢察官都有一套屬於自己的衡量暫停受刑的標準，有時我也會想，是不是真的要到「快掛了」的程度，才有辦法讓檢察官點頭。除了危急狀況的暫停受刑之外，一般暫停受刑的申請程序，最後會集結學術界、法律界、醫療界與市民團體等人，召開「暫停受刑審查委員會」。

在順天監獄服務的一年裡，我總共遇到四名檢察官，兩男兩女。這四位檢察官都有自己的風格，但也都有一個不謀而合的共同點——與其說他們跟電影裡的檢察官一樣有氣勢，不如說他們都非常彬彬有禮。

與這四位檢察官共事期間，一直會遇到同一位隨行偵查人員。他給我的第一印象是很難親近，但相處久了、有感情之後，也慢慢開始會聊一些私事。

記得他曾經對我這麼說：「自己父母住院都沒這麼常去探病呢！」對於他們的辛勞，我發自內心感謝。

生殖器的大小真有這麼重要嗎？

「我們同寢有一個老二專家，他在屌裡面塞過好多東西。」
「他說只要放著就會自己癒合嗎？」
「對，發炎傷口會裂開，但肉長回來後會癒合，雖然還是會留疤……」

這是一名將「膚即淨軟膏」塞入生殖器導致皮膚潰爛的年輕收容人。雖然我很努力縫合，但傷口實在太大，十分令人擔心。我一針一線縫，皮膚卻合不起來，縫線一再被扯開。這種時候，即便身為醫學知識豐富的醫師，也比不上有實際經驗的人。看來，我只能選擇相信「老二專家」，讓患者靜候，直到傷口癒合。

在生殖器塞入異物導致副作用，是矯正機關裡十分常見的疾病之一。塞入異物，目的當然是為了增大，在泌尿科做陰莖增長手術或性功能障礙手術還情有可原，但若是將凡士林等肌膚軟膏塞入生殖器裡，那可就讓人頭痛了。

收容人之間存在各式各樣的「專家」，性器官增大就是其中之一。上面提到的「老二專家」，就會用膚即淨、滿德壽、健大黴素等軟膏來做手術，一次甚至會將五、六條軟膏塞進生殖器。知道這種事情經常發生後，我再也不隨便開軟膏給病患了。甚至有部分機關完全不開凡士林給男性收容人，聽說他們會使用筷子或牙膏將異物植入下體。

為了去除患者皮膚內的凡士林，我認真找了一些資料。

「在陰莖內注入凡士林，可讓陰莖產生短暫增大效果，但一段時間後，肌膚內的凡士林會擴散到其他部位且硬化，造成肌膚變色與陰莖畸形，同時伴隨疼痛感與發炎症狀。凡士林去除手術，依注入量、注入時間點、目前狀態等決定治療時間與去除費用。若注入量偏少，在去除凡士林同時可增大陰莖；若狀態較為嚴重，陰莖部位肌膚不足，則無法完全去除凡士林，需進行陰囊皮瓣術等肌膚移植手術。」

韓國醫療糾紛調解仲裁院

原則上，必須徹底除去異物，但這些手術可能會需要掀開整個生殖器的皮膚，或是用其他部位的皮膚來植皮，這麼大的手術，不可能在矯正機關裡執行。再加上這種手術沒有健保，費用非常高昂，通常不會有收容人願意為了去除異物而付出這麼大的代價。然而發炎可能會引發敗血症，進而造成病患死亡，所以千萬不能小看事情的嚴重性。

就算沒有發炎，生殖器裡的異物也可能會導致陽痿，或在性行為過程中造成女方陰道受傷。嚴重的話，甚至還有可能一輩子無法再從事性行為。這些患者在面對性病等細菌和病毒引發的疾病時，抵抗力可能也會變低。

有一次，有名六十多歲的收容人，因為下體塞入異物導致發炎，跑來診間請我縫合。我問：「您為什麼要塞這個呢？」「年少輕狂，小時候不懂事。」他說。雖然沒去翻他的收容紀錄，但我想他年輕時少說也被關進來過一、兩次吧？年輕服刑時在獄中塞了凡士林，後來的問題一直沒徹底解決，拖到現在越來越嚴重。

有關生殖器異物植入，目前幾乎還沒有系統性的研究。但從各種報告當中也發現，這種問題並不單單只發生在韓國。雖然標本數不多，不過就既有的研究來看，這種狀況較常發生在亞洲人、斯拉夫族，以及船員、收容人、毒品成癮者、軍人、社會經濟地位較低的群體身上。

也有人類學者主張，這種行為是源自於傳統文化。因為自古以來，亞洲和澳洲原住民就有將鈴鐺、珠子、石頭等物體植入陰莖肌膚下的文化。而之所以將異物放入生殖器，有以下幾個原因：透過展現雄風獲得性方面的自信、展現對特定群體的歸屬感、施虐性行為、來自同齡人的強迫或好奇心等。

這種行為開始在矯正機構裡根深蒂固後，也有人開始將其與十八世紀的日本極道文化相提並論。因為在極道世界裡，人們會透過在下體植入異物，來表示對組織的忠誠。根據日本某一看守所的調查結果，一百三十名收容人當中，有二十八名在生殖器當中植入異物，其中大部分都是極道份子。

平均每兩個月就會有一名收容人因為這種問題來掛號，讓我認真思考是否應該對醫療團隊與收容人進行預防教育，並採取相關治療措施。這不僅僅是為了收容人，也是為了保護出獄之後，與他們發生性行為的女性的健康。

在瀏覽異物去除手術相關論文時，我發現了一件很有趣的事。根據一份二〇一九年的泌尿醫學論文，一九五六年至二〇一七年，全球論文當中公布的生殖器異物去除手術案例為一百二十四例。按國家來看，韓國為三十九例，直接登上全球第一，也太威風了（？）。

我是受害者

二〇一九年六月，發生了一件事，直到現在，依然令我痛苦不堪。

午餐後，我在看守所健身房運動，而後匆匆忙忙準備回去看診。這時，電話響了，另一頭是偵查人員。對方說有人冒用我的名義辦了人頭帳戶，我必須證明自己沒有涉入這起詐騙案。我的名字被有心人士用來騙錢，一共接獲二十六起相關詐騙案件。為了證明我是受害者，對方要求我把帳戶裡的錢轉到金融監督院職員名義的戶頭下，才能追蹤交易紀錄。當時我一心只想解決眼前的狀況，便將辛辛苦苦存了三年的積蓄全部匯給了對方。

帳戶裡的每一分錢，都是我為了結婚等人生大事而存下來的血汗錢。其中甚至還有別人寄放在我這裡的錢，都必須一併還掉。存摺裡的數字，就在短短的兩個多小時內，直接歸零。完成轉帳後過了好一段時間，我才驚覺這是最典型的電話詐騙手法。

有生以來第一次（或者說長大後有史以來第一次）我跌坐在地上放聲大哭。我整個人就這樣坐在看守所裡，哭得泣不成聲。前往警察署完成報案流程之後，在警察署前面，忍不住又哭了起來。就連敲著鍵盤的這個瞬間，想到當時的狀況，還是有一股想哭的衝動。

事情發生之後，有好一段時間處於行屍走肉的狀態。身為一名電話詐騙受害者，竟然還要在看守所為電話詐騙加害者提供診療與治療，這個諷刺的對比讓我深感痛苦。那段時間，我時而感到憂鬱，時而覺得世界末日就要來臨。原來，成為犯罪受害者，是這種心情。我的心在淌血，沒日沒夜地淌血。我甚至還發現，如果眼前的患者是電話詐騙犯，自己的態度會變得非常不客氣。

後來我心想，警察抓不到人，那我自己抓！於是我翻出詐騙當時謊稱自己是檢察廳的那封電郵，並查了寄件人的ＩＰ位置。發信人的ＩＰ顯示為台灣。後來我才知道，電話詐騙手法最初是從台灣開始的。二〇〇四年是台灣電話詐騙的全盛時期，隨著警方大規模掃蕩，不少詐騙集團將基地從台灣轉移至韓國。

過了一段時間，心情平復下來之後，我領悟到，自己真正希望的，是不要再有人跟我有同樣的悲慘遭遇。比方說，有不少脫北者和朝鮮族會因為電話詐騙犯罪而被關進矯正機關。如果能增加對脫北者的生活補助，情況是不是會好轉一些？根據一份現況調查，脫北住民最需要的，第一是醫療支援（百分之三十九點九），其次是經濟支援（百分之三十七點八）。根據國會外交統一委員會安敏錫議員收到來自統一部的「脫北住民收監者現況」報告書，近五年間因犯罪而被關進監獄的脫北住民共為六百九十三名，其中毒品相關為二百三十三件，佔比百分之三十三點六最高，詐騙與侵佔為七十七件，佔比百分之十一。再加上疫情長期化，許多人的生計嚴重受到影響，是不是有可能讓更多脫北住民選擇走上犯罪這條路？在可預知的情況下，我們難道不該尋找可行的方法，去避免更多犯罪發生嗎？

將憤怒先往肚裡吞，想一想，身為一名醫師，我能為這樣的情況做些什麼，答案其實再簡單不過。讓罪犯不犯罪，成為「健康」的社會成員。努力做好份內工作，讓健康的社會達到預防犯罪的效果。

第四章
赤裸的我們

「記得那是好久以前某個醫生告訴我的，雖然是半開玩笑，卻也是個悲傷的玩笑。當我們對全人類的愛越大，對個人的愛就越小。在夢想中，人們會願意為全人類做出貢獻，當其他人提出要求，不管是什麼樣的要求，也會有不少人願意配合，哪怕是被釘上十字架。但神奇的是，我們卻沒辦法跟任何人在同一個房間裡相處短短兩天的時間……他告訴我，當我們越是憎惡個人，對全人類的愛就會越無法自拔地燃燒。」

費奧多爾 · 杜斯妥也夫斯基《卡拉馬助夫兄弟們》

冬天的訪客們

乍看之下，我們每個人好像都過得還不錯。股票投資、創業盈利，身邊盡是耀眼的成功人士。首爾每條大街小巷都找得到醫院診所，不可能會有就醫不便的問題。然而，在首爾的地鐵車站，卻有一群人只能睡在紙箱裡。

雖然有專為遊民服務的免費診療所照顧他們的身體健康，但一旦進入冬天，事情可就不一樣了。為了找一個有屋頂的、包吃包住的、可以洗澡也可以運動的地方，他們會選擇進入看守所。他們會故意隨手偷些小東西，只為了被關進來，這些被關進來的遊民，會以「勞役受刑人」的身分服刑。

遊民的身體狀態，通常都有一些共同特徵，最明顯的，與無酒不歡的生活習慣有關。不少遊民每天會喝上三、四瓶燒酒。他們在剛入獄時也會接受身體健康檢查，經常發現肝指數過高。有些人剛進看守所時因黃疸而眼白變黃，還因為沒酒喝而出現戒斷症狀。酒精戒斷症狀中的「震顫性譫妄」甚至可能威脅生命安全，如果遇到可能出現「震顫性譫妄」的勞役受刑人，我們會特別吩咐戒護科多多幫忙注意。（酒精戒斷症狀的終極應對方法，就是給病患一杯酒喝，或是注射乙醇。經驗較為豐富的監獄官通常都知道這兩個妙招。）

有些喝得醉醺醺的遊民，會在被抓進來的過程中受傷。明明腿上有長達七公分多的深度撕裂傷，卻連自己怎麼受傷的都不知道，也一點都不覺得痛。

除了酒精之外，我在診間遇到的遊民，主要面臨三種健康問題——結核、足癬、精神疾病。患有結核或曾患結核者不在少數，有些人甚至因為沒能接受妥善治療，半邊肺部已呈現壞死狀態。腳趾甲癬，則是源自於不良衛生習慣。

二〇一六年保健福祉部首次實施的遊民健康現況調查結果，跟我實際在矯正機關裡遇到的幾乎大同小異。高血壓、糖尿病、高脂血症等代謝症候群發病率為百分之三十六，口腔疾病為百分之三十，精神疾病則為百分之二十九。作答者當中百分之四十有飲酒習慣，當中百分之二十九為每周飲酒兩到三次，百分之十九為每周飲酒四次以上。問及飲酒頻率與飲酒量時，被歸類為「有害健康之飲酒者」的遊民佔整體七成。露宿街頭的遊民對酒精與香菸有高度依賴性，百分之三十九的收入都用於購買酒和香菸。被判定會有憂鬱症的遊民佔百分之五十二，超過整體的一半。其中，露宿街頭的遊民和住在簡陋房屋的遊民患有憂鬱症的比重，分別為百分之六十九和百分之八十三，亟需醫療介入。

關於淪落為遊民的原因，依序為疾病與障礙（百分之二十五點六）、離婚與家庭破碎（百分之十五點三）、失業（百分之十三點九）、酒精成癮（百分之八點一）。四個人裡面，竟然有一個人是因為生病而變成遊民，不禁讓人懷疑所謂的「公共醫療」是否真的產生實質上的作用？需要接受治療的酒精成癮案例也將近一成。這樣一來，公共保健醫師真的還需要在付薪水給醫生的保健所服務嗎？把公共保健醫師安排在旁邊就有診所的地方社區，每天看診人數頂多五、六個人，到底意義何在？

每到冬天，就會有遊民被關進看守所，這樣的悲劇究竟還要上演多久呢？針對遊民的醫療介入，難道不需要做出改變嗎？這問題我想我們每個人都再清楚不過了。我們都知道該怎麼做，只是沒有人願意挺身而出。

為什麼要對小偷這麼好？

「懲罰是一件不值得讚揚的事。」

There is no glory in punishing.

米歇爾・傅柯 Miche Foucault

在矯正機關裡，監獄官們會私下將收容人稱為「小偷」。剛開始我心想，對方也不是竊盜罪，為什麼要稱之為小偷呢？後來我才恍然大悟，因為他們從被害人身上偷走了重要的東西（生命、金錢等），所以將他們稱為小偷。

在監獄裡，監獄官們最常聊的話題，就是該如何應對收容人。結論是，對收容人越好，這善意反而越容易被對方利用。人善被人欺，有過類似經驗的監獄官都異口同聲地說，真的不能把收容人當人看。

而身在醫療科的我，又更加兩難了。醫療科必須把收容人「當人」、「當患者」來看待。若基於報應主義觀點，在矯正機關裡的這段時間，要讓收容人因自己的罪行受到懲罰，那麼提供給收容人的醫療服務也應該簡化至最低限度才對。或者說，根本不應該提供任何醫療服務，這樣才符合報應主義的原則。但這麼做，真能為被害人洗去冤屈、讓我們的社會變得更美好嗎？

至少，從理論上來看，並非如此。

米歇爾·傅柯在一九七五年出版的著作《監視與懲罰》中，提出多則參考文獻，裡面寫著，報應主義主宰的監獄只會提高再犯率，讓收容人的矯正與教化面臨失敗。

當今，包含韓國在內，諸多國家的矯正教化目標都著重於「收容人的再社會化」。因此，醫療服務也遵循再社會化刑事司法的觀點。也就是說，「病了就要醫」是基本原則。然而在矯正機關工作久了會發現，要將收容人的犯罪視為個人問題，並單純把他們當成患者來對待，其實沒有想像中那麼容易。

韓國老年犯罪者的輕微犯罪與再犯率偏高。根據二〇一七年韓國大檢察廳人口人力報告書〈老人相關犯罪預防，稽查與刑事懲處等之研究〉，有前科的老人犯罪者比例，在整體老人犯罪者當中佔比超過八成，與其他年齡段的前科者比例（青少年犯罪者僅為四成）相比是非常高的。其中有前科超過九次以上的犯罪者比例也非常高。同一份報告書還顯示，老人犯罪的主要原因，是退休等因素導致的經濟問題。在失去穩定收入、只能依靠國民年金和積蓄生活的情況下，大部分沒收入的老人必須仰賴子女維生，進而造成家庭內的矛盾，甚至產生犯罪衝動。他們沒有能賴以維生的方法，只好「偷東西」。但是，把他們關進矯正機關裡，就能從根本上解決問題嗎？出獄之後，如果相同情況依然繼續發生，到頭來將只是白忙一場。話說回來，我們需要的是為這個群體提供適合的工作崗位，以及讓他們能安穩度日的居住環境，而這需要改善整個社會的認知，需要整個社會挺身相助。

日本從二〇一四年起開始推動各式各樣的方案，為的是打造一個友善的社會環境，讓曾經犯罪或做過不道德行為的人士，能重新成為社會的一員。其中之一是讓社福人員與醫療機構參與警察、檢察、矯正、保護等各刑事司法階段中，在法務省主導之下，適時為犯罪高齡人士提供幫助。透過這種方式避免二度犯罪，也減少老人犯罪者在回歸社會的過程中可能會面臨的障礙。

這一系列過程中，其實包含「恢復性矯正」的概念。也就是說，除了矯正機關之外，也需要社區共同體一起付諸努力。[15]以傳染病為例，在收容人出獄前，必須以社區保健所和疾病管理部的緊密合作為基礎，從公共保健學角度出發，針對收容人人口進行介入調查。患有傳染病的收容人，若在尚未痊癒情況下進入社區，可能造成社區成員暴露在傳染病風險之下，衍生出非常危險的情況。如果某位收容人正在服用肺結核藥物，或是患有慢性疾病，那就可以請社區保健所在收容人出獄前進行相關教育，相信這會是一個不錯的方法。

大多數精神科醫師都認為，對患有嚴重精神疾病的收容人來說，隔離並無益

15 我認為在實現恢復性矯正方面，保健醫療扮演著至關重要的角色。我曾在大韓公共醫學會刊上發表論文〈恢復性矯正的理想與現實〉（二〇一八）。

於治療，甚至還可能造成反效果。也就是說，在收容人精神健康政策上，隔離精神病患者並不是最關鍵的，真正重要的是如何使患者融入社區，而這也是公共保健心理健康系統的共同概念。不僅是被害者，也要為加害者家屬提供適當的精神心理學支持，同時針對所有有關人士進行精神心理學教育，這也是恢復性矯正的主張之一。從恢復性矯正的觀點來看，犯罪不單單只是違反法律，同時也是傷害他人、傷害共同體與人際關係的行為。

我們的社會必須要能轉念，將收容人視為「未來將重新回到社會的一員」，而不是一味高喊「做錯事就該被關到死！」收容人出獄後若再次犯罪，由此產生出的社會成本將高於恢復性矯正。[16]

我很常被問到，為什麼要用納稅人的血汗錢去治療犯罪者？網路上類似留言也層出不窮。舉個例子，假設有人問，為什麼監獄要幫忙治療患有肝炎的收容人？如果不治療的話，當這些收容人出獄回到社會，在社區內造成感染風險，最大的受害者會是誰呢？到頭來，我們依然必須承受龐大的社會成本。前面用比較容易理解的傳染病當例子，但其實不只是傳染病，個人健康其實會決定整個社會的健康。不管是經濟層面、社會層面，還是矯正學層面，從過去到現在，已經有太多研究結果表明報應主義其實存在限制。

不過，最「放不下」報應主義的，還是在矯正機關裡工作的人。天天看著這些不知悔改的收容人，內心也不知不覺往報應主義方向偏。理論用講的很簡單，但要套用在現實世界中並不容易。我想只要是在矯正機關裡工作的人，應該都非常清楚這一點。正因如此，才需要我們一起努力。該往哪走，我們其實心知肚明。

16 關於恢復性矯正成本之論述，參考：Newton, et al., Economic and Social Costs of Reoffending: Analytical Report, Ministry of Justice, 2019.。

讓隱形的刑罰消失

我在矯正機關裡遇到的高血壓、糖尿病患者都比想像中年輕。法務部矯正相關統計當中，並沒有顯示疾病的年齡分佈，無從得知確切數據，但通常高血壓和糖尿病是與老化同時出現的疾病，基於這點，矯正機關裡的病患年齡層確實是偏低的。美國部分矯正機關的高齡收容人年齡標準是五十五歲，而非一般認知的六十五歲。這代表什麼呢？

娜汀·哈里斯在《深井效應》一書中，就給了我們提示：「人們通常認為，童年心理創傷，與酗酒、壞習慣、吸菸等成年後危害健康的危險行為有關聯。但多數人們不知道的是，其實童年的負面經歷，與威脅生命的心臟病或是癌症等疾病，其實也有一定關係。」[17]

根據書中所描述的，兒時有較多負面經歷的人，罹患體重過重或肥胖的機率，為一般人的兩倍，面臨學習問題或被診斷出問題行為的機率，是一般人的三十二點六倍。此外，罹患肺癌的機率高出三倍，罹患缺血性心臟病的機率則高出三點五倍。

兒時的負面經歷之一，就是父母親的監獄生活。一旦失去了享受安穩家庭生活的權利，影響到的不僅僅是收容人自己，家人的幸福也將隨之瓦解。正因如此，刑事司法必須將更多注意力放在收容人的子女身上，才不會讓公共保健惡化、成為引發社會問題的因素。別讓他們因為身為犯罪者的子女而承受痛苦，承受所謂的「隱形的刑罰」（**hidden sentence**）。為此，我們需要政策的幫忙。

值得慶幸的是，相關部門已經開始研擬對策。二〇二〇年，國會立法調查處

17（編按）娜汀・哈里斯（Nadine Burke Harris）的《深井效應：治療童年逆境傷害的長期影響》（The Deepest Well: Healing the Long-Term Effects of Childhood Adversity）英文原版於二〇一八年一月出版，繁體中文版由究竟出版社於二〇一八年十一月出版。為尊重本書作者，此處摘文由韓文直接轉譯，與《深井效應》繁體中文版所載不盡相同，特此說明。

公布了一份名為「收容人家屬子女支援之立法政策課題」報告書。根據報告內容，在二〇一八年不記名調查當中，收容人子女達兩萬一千七百六十五名。而二〇二〇年的記名調查結果為一萬零三百五十三名。從兩個數字之間的差距，可以發現我們確實需要為收容人家屬提供完整的保護。這份報告書還強調，必須準確掌握支援對象，才有辦法提供適當的福利服務。若將定期現況調查納入法律當中，就能更準確掌握該群體真正需求所在。

已經有太多案例證實，如果能避免收容人家庭瓦解、讓彼此關係得以延續，就能減少犯罪再發生率，也能幫助他們在出獄後回歸穩定生活，帶來成功的社會回歸（rehabilitation）等正面效果。[18] 簡單來說，降低再犯率就代表我們的社會變得更加安全，同時也能減少再犯罪造成的社會成本。英國估計，每年再犯罪造成的社會經濟成本約為二十七兆一千億韓元（超過新台幣六千億）。[19]

而且，為收容人家屬提供幫助，在保障兒童權利方面也極為重要。聯合國兒童權利公約規定，除了侵犯兒童福利的情況，國家必須尊重與父母分離的兒童擁有與父母保持私人關係的權利，以及可定期與父母直接進行互動的權利。不過，聯合國兒童權利委員會卻在二〇一九年對韓國提出建議，希望韓國政府能針對收容人子女制定保護政策，並保障其與父母見面的權利。尤其是生長在單親家庭的兒少，如果父母成為收容人，子女便會被獨自留下，當子女被轉送寄養家庭或孤兒院等設施時，通常很難有機會與父母會面。這是我們需要加以改進的部分。

目前，韓國法務部正在實施「家人重逢之屋」、「我愛家人相見營」等家屬接見活動，幫助收容人與家人恢復、維持彼此的關係。還有所謂的「來自媽媽的聲音」活動，也就是針對育有六歲以下的女性收容人選出意願參與者，協助錄製童話故事朗讀音檔並播放給孩子聽，期待這些努力能達到實質作用。

首爾看守所的接見等候室裡設有一家小商店，我經常在那裡遇到收容人的家屬。雖然無從得知他們是來接見哪一名收容人，但每次遇到來看爸爸媽媽的小朋

18 關於社會回歸的正面效果之論述，參考：Farmer, Lord, The Importance of Strengthening Prisoners' Family Ties to Prevent Reoffending and Reduce Intergenerational Crime, Ministry of Justice, 2018, p.20。

19 關於再犯罪造成的社會經濟成本，參考：Newton, et al., Economic and Social Costs of Reoffending: Analytical Report, Ministry of Justice, 2019, p.10。

友，他們的表情總是開朗而幸福。接見等候室的前庭還有一些提供給孩子們的遊樂器材，看上去跟一般遊樂園沒什麼兩樣，總是充滿孩子們的歡笑聲。看著照射在孩子們身上的絲絲暖陽，我在心裡許下了願望，但願這個煎熬的時期不會成為他們永遠的惡夢。

新的嘗試

在順天監獄和首爾看守所服務的時候，只要稍微把事情想得遠一點，就會常常不由自主地陷入無止境的煩惱。也許我能暫時為眼前的收容人處理傷口，但我也會想，我所做的會不會都只是治標不治本？每想到這裡，我總會情不自禁覺得自己只是讓病患「暫時」好過一些罷了。

如果想讓收容人出獄後過得比現在更健康，那麼我現在能為他們做些什麼？有沒有辦法讓他們不再傷害自己，或是避免出現與犯罪有關的身體行為或精神習慣？被這些疑問逼到最後，我只好開始自己找辦法。以下分享我在工作期間曾經「奮力一搏」的經驗。

盡可能少開一些藥給收容人

每天遇到不下數次的，都是跟「藥」有關的問題。順天監獄裡一千五百名收容人當中，服用藥物的收容人達到一千名。甚至有不少收容人把藥當作糖果在吃，好讓自己度過無趣的收容生活。因此，我走遍每個房間，告訴收容人，如果不是為了治感冒而吃感冒藥，只是為了紓緩症狀的話，沒有必要長時間服用特定藥物。我甚至還把學校沒教的內容整理得一目瞭然，好讓收容人明白我的用意。最後的成效還不錯，抱怨藥物處方期間太短的收容人大大地減少了。

針對腰痛、肩頸痛的收容人，我會將首爾大學鄭宣根教授在著作《救救我的腰痛》、《救救我的肩頸痛》當中分享的拉伸運動法影印一份給他們。我會向病患強調，雖然腰痛和肩頸痛也能透過藥物得到一定的控制，但透過運動加強有支撐作用的肌肉強度也不容忽視。

我盡可能以五天為單位開藥，而不是一次開一整個月。這是為了避免收容人濫用藥物。藥吃完之後，如果收容人希望能繼續開藥，就再度進行診療。如果收容人想拿同一種藥，只要申請就能不看診只拿藥，不過最理想的情況還是透過面對面的診療，確認收容人狀態是否好轉，才決定是否開藥。

推動B型肝炎疫苗接種

革命尚未成功。雖已完成需求調查，但接到疫苗廠商聯絡，說目前疫苗供不應求。在推動接種疫苗的過程中，我最在意的部分，其實是共事監獄官夠不夠積極。果不其然，一聽說順天監獄準備要打B肝疫苗（連打都還沒打），就接到其他監獄的抗議電話，態度十分不客氣，問我們為什麼要沒事找事做。但該做的總是得做，我可不希望這些因為毒品等問題導致容易罹患B肝的收容人，重新回到社會之後成為病毒帶原者。

B型肝炎疫苗接種是政府指定的強制接種疫苗之一，出生六個月內分三次免費接種。幼年時期未能「打好打滿」，其實就代表著監護人沒有盡到保護孩童的責任。大多數的收容人都是社會經濟弱勢族群，在我眼裡，他們成為犯罪者的機率之高，幾乎可以用「天生的」三個字來形容。

器官捐贈登記

典獄長批准之後，我向愛心器官捐贈運動本部申請教育課程，希望他們能進到矯正機關裡，為收容人進行器官捐贈的相關講授。結束後，聽課的收容人當中，有百分之十完成了器官捐贈登記。我感到非常欣慰。韓國社會對於腦死病患的器官移植，觀念依然不夠開放。從醫學角度來看，角膜捐贈與腦死病患器官移植，都是在判定死亡後才實施，但依然有許多人對此感到排斥。不少民眾會因為「這會破壞大體完整度吧？」「當然要保持大體完整才能下葬啊！」等想法，對器官捐贈抱持不以為然的態度。我是基督教徒，對於排斥器官捐贈的立場不太能理解。偶爾我也會用〈約翰福音〉第十五章十三節：「人為朋友捨命，沒有任何愛心比這個還大。」來說服對方，但多數人還是會因為不願毀損大體而搖頭。

不過，收容人對於器官捐贈的態度，比我想的還要更正面、更積極。不少人告訴我，雖然自己是因為做了壞事被關進來，但希望死後至少能為他人做出一點貢獻。我很意外。這句話往往會讓我反思，雖然我不是犯罪者，但我真的有比犯罪者「善良」嗎？

除了器官捐贈以外，我也很想推動造血幹細胞的捐贈。不過因為造血幹細胞完成配對後，必須要在外部醫院住三天兩夜以進行捐贈手術，因此受到醫療科其他同事的反對，認為這會對戒護科造成負擔。雖然表面上說不希望製造讓收容人逃跑的機會，但這理由讓我無法苟同。苦苦等待捐贈者的白血病患者不在少數，繁瑣的流程真的會比一條人命還要重要嗎？

嘗試與心理治療團隊合作

不少收容人會因壓力或血壓飆高而出現頭痛症狀。出現類似症狀時，除了一般生理方面診療之外，有時採取心理治療更能提升對症狀的理解度。監獄內其實設有心理治療團隊。原則上來說，心理治療團隊與醫療科必須一起為患者提供服務，但兩組人距離太遠，行政方面流程也沒有想像中容易。二〇一八年，我在順天監獄心理治療團隊舉辦的活動上，針對「適當藥物服用方法」進行簡報。簡報長度雖然只有短短二十分鐘，但在這個過程中，醫療科與心理治療團隊彼此合作，也感受到了合作的重要性。

推動矯正機關公共保健醫師超時工作的加班費給付

根據保健福祉部的規定，公共保健醫師若超時工作，得給付加班費，規定當中甚至連金額也寫得一清二楚。但實際開始工作之後，根本沒有加班費這回事，因為沒有可以依循的相關細則。

我曾向矯正本部詢問該如何領取加班費，他們說公共保健醫師屬於非正式公務員，若超時工作，必須扣一小時時數，以剩下時數為準領取加班費。言下之意，就是非正式公務員只有在加班超過一小時，才算「真正的」加班。（至於什麼是正式公務員呢？就是必須「輪班」的公務員。）我向矯正本部抗議，我每天超時工作一小時，總共超時工作超過三十次，超時工作時數怎麼會是零？晚上如果出現急診患者，我必須緊急回到崗位上進行處置，通常每位患者的處置時間都不會超過一小時。明明已經下班了，臨時被叫回去幫忙，竟然沒有任何加班費，實在太不公平了。

這個問題到最後是有得到解決的。因為多了一條「規定時間以外工作之診療獎勵金」的規定。診療獎勵金目前已經擴大實施至全國所有機關。

正當的權利並非唾手可得。矯正機關工作讓我深深體悟到這個事實。畢竟我可是跑到矯正本部，與醫療科長官大吵了一架。（目前已經和好）但我很慶幸自己能扭轉局面，讓不合理的待遇不再出現。

不是所有人都詐病

一名看起來接近四十歲的女性新收收容人，為了照胸腔X光跑來診間，卻直接暈倒在地上。我連忙上前確認她頸動脈，所幸還有脈搏。我問她名字並叫了她幾次，她有意識，眼睛也張得開。翻了翻醫療紀錄，發現有癲癇病史，但看起來沒有特別的發作（seizure）情形出現。不過因為也會有像是失神性發作（absence seizure）等類似昏厥（syncope）的發作症狀，因此不能完全排除發作的可能性。

我將她扶起，讓她躺在病床上，看起來狀態還算穩定。

「我頭好暈。」她的聲音比螞蟻還小聲。

「什麼時候開始的？」

「進來之後就這樣了。」

有不少收容人在被逮捕之後會出現恐慌症，所以也很有可能是恐慌症發作。而且當時因為疫情關係，新收收容人都穿著D級防護衣，防護衣就連身體好端端的我都穿不太住。

本來打算觀察一下病患的狀態，此時有一位監獄官走近，悄悄地說「感覺像在裝模作樣」。我點了點頭。過了約莫一分鐘後，這名收容人突然開始揮舞雙臂，用力往下拍打病床，並左右搖晃腦袋。有點像是癲癇發作，但症狀又稍微有點不一樣。在有意識的情況下出現這類症狀，很有可能是非癲癇性發作（non-epileptic seizure）。與腦部神經元不正常活動造成的癲癇性發作不同，非癲癇性發作通常是心理因素引發的。

雖然無法確定她是不是真的頭暈，但懷疑病患對診療並沒有太大幫助。我告訴她會開止暈藥讓她吃，並問她哪裡不舒服。聽起來問題好像出在舍房的安排，我一邊安撫收容人，一邊說會努力協助解決，她的反常行為也跟著緩和下來了。

這名收容人的發作症狀尚屬輕微，有不少非癲癇性發作症狀比這次情形更難判定。我在因疫情被外派到金泉少年監獄服務時，遇到一名約莫三十歲的外國收容人昏倒，他在意識不清的狀態下被送來診間。這名收容人來自巴基斯坦，口吐白沫，全身不停顫抖，而且還翻白眼。若是癲癇發作，不能排除有可能是癲癇重積狀態（status epilepticus），若症狀持續超過五分鐘，就可能會致命。情況極不尋常，但其他職員們卻一派輕鬆，後來才知道，這名收容人已經因此到外部醫院做過電腦斷層掃描、全身核磁共振、腦波檢查等各種檢查了。如果沒看就醫紀錄，我可能會馬上要求讓收容人戒護外醫，後來我決定先觀察一陣子。這名外國收容人說，自己最近發作頻率變高了。記得那天，他在診間躺了大概一個小時，才回到舍房去。

隔天，我再把這名巴基斯坦人叫來診間看診。他一開口就先抱怨說自己會講英文，但其他人都不會英文，完全無法溝通。上次到外部就醫時，關於這非癲癇性發作的症狀，也沒有人好好地向他說明。於是，我用英文向他解釋這個疾病，也開了一點抗焦慮藥物，希望能幫上一點忙。後來就沒有聽說他再度發作。由此可知，這是心理因素直接引發疾病的典型案例。

非癲癇性發作並非詐病，卻非常被容易誤會成詐病。容易讓監獄官甚至醫務官認為收容人在「裝模作樣」的這種疾病，其實是源自於腦部的神祕運作方式。原則上身體是被心靈支配沒錯，但並不是說基於心理因素就不是疾病。雖然也不能完全確定是抗焦慮藥物發揮作用，但不管是心理作用還是藥效使然，在無法肯定的情況下，我唯一能做的，就是為病患開一些抗焦慮藥物。

人的腦部，不會完全照我們的設想運作。二〇二一年三月，《經濟學人》雜誌曾以「被擊倒與被監禁」（Knocked out and Locked up）來譬喻收容人的創傷性腦損傷（traumatic brain injury）。創傷性腦損傷會造成情緒控制能力變弱，或引發間歇性暴怒問題。曾有暴力犯罪經歷的收容人當中，患有創傷性腦損傷的比例非常高。因此有些學者認為，如果小時候曾遭受創傷性腦損傷，進行神經系統復健能達到預防犯罪效果。也就是說，他們將腦部受損視為犯罪原因。

順天監獄也曾出現發作患者。剛開始痙攣症狀並不嚴重，但後來身體幾乎扭曲得不成人形。我火速將患者轉往順天聖卡羅洛醫院。明明已經持續讓病患服用安定文（Ativan）等鎮定劑，發作症狀卻沒有停下來。拍了腦部斷層後發現，前額葉有創傷痕跡。也就是說，這名收容人也曾患有創傷性腦損傷。在這情況下，這名收容人會被關進監獄，究竟是自作自受，還是年輕時腦部創傷造成的後果？又或者，這兩者的界線到底在哪裡？

為了更確實掌握患者的情況，身為醫師的我們必須要更努力去學習。絕對不能因為這些病情超乎常理或無法理解，就否定這些疾病的存在與發病的可能性。一個醫生如果不願學習，就容易看患者不順眼。

讓傷痛化為道路

「你不怕嗎？」

開始監獄公共保健醫師生活後，親朋好友最先問的就是這句話。

「你不怕嗎？」

經過梨泰院變性酒吧時，我也曾問過朋友一樣的問題。

當我們身處不熟悉的環境，就容易懷抱偏見、警戒心以及恐懼。不管是監獄裡的收容人，還是酒吧裡的變性人，對我們來說都不是尋常人物，所以感到的不是好奇，而是戒心，甚至有時還會指指點點。包括我，我自己本來其實比較接近「指指點點」那一派。

在我讀了高麗大學保健科學系金勝燮（音譯）教授的著作《讓傷痛化為道路》

（아픔이 길이 되려면）之後，我才恍然大悟，原來他人的人生歷程和文字，真能改變一個人的人生方向。

這本書，就這樣改變了我的人生方向，它聚焦在「不熟悉的存在」上，但並不是單純著重於「不熟悉」三個字，而是告訴讀者，為什麼這些不熟悉的存在總是遍體鱗傷。就像細菌、病毒或遺傳變異會引發疾病，這本書也告訴我們，社會經濟背景會如何影響一個人的健康。同時，作者也向讀者呼籲，我們應該要與這些受傷的人們並肩前行，每個人都應該這麼做。

關於服役，經過考慮，我決定申請到矯正機關當公共保健醫師。因為我想親自去見識《讓傷痛化為道路》中提到的健康問題，哪怕只有一小部分。我感覺得出來這本書在指引我通往某個方向，而我願意遵循這個方向。

在這裡，每天都會遇見收容人的健康權遭到侵害的情形。有時我也只能束手無策地旁觀。這種「治標不治本」的醫療處置本身，其實就是在侵害收容人的健康權。在監獄工作久了，就能體會到我們的社會是多麼短視近利。人們一心只想替找上門的患者看診，而不是從根本去思考，這些人為什麼會生病？我們對於無法立竿見影的預防性社會福利也視而不見。就像《讓傷痛化為道路》裡提到的，教育、家庭破碎、貧窮、寂寞等因素造成的身體或精神疾病使人痛苦，而監獄，則是「與傷痛的戰爭」當中的最後一站。惡劣的社會經濟環境造成疾病，疾病又會決定一個人的社會經濟地位，甚至衍生成犯罪的誘因。就像書裡提到的「健康的人才能讀書、才能投票、才能工作、才能去愛人」。而能夠斷開惡性循環的監獄，不是去告訴這些患者高血壓與糖尿病為何危險，而是讓患者吃藥控制高血壓與糖尿病。我們明明應該要向他們說明他們的精神問題並提供適合的療程，但我們卻只開安眠藥給他們，讓他們撐到出獄，並且偷偷祈禱最好什麼突發狀況都別發生。我們沒有讓傷痛化為道路，而是讓傷痛變成反覆記號，方法是如此暴力。

我們的社會，是如此暴力。我無法忘記在兵務廳進行體檢時，那位披著類似浴袍的跨性別女性。我不明白為什麼她必須像動物園裡的小動物一樣站在那裡被人端看，我的心中滿是怒火。在韓國，必須切除睪丸才能免除兵役，這樣的標準是多麼霸道，多麼暴力。我們的社會，只是一味地在傷口上灑鹽。

待在矯正機關三年後，我自己又出現了哪些變化呢？在矯正機關工作的人有一句老話：「看見最醜陋的一面，就會開始對人性感到幻滅。」但我並沒有因此而對這個世界感到絕望，我只是覺得，比起隨心所欲、一帆風順的日子，人生偶爾還是需要一些「不順心」來點綴。這些「不順心」也許會帶來大大小小的壓力，但這些壓力並不完全是負面的。我一直覺得，這場監獄醫師生活為我的未來起了一個頭。它教會了我，個人與社會的健康會如何相互影響，又該如何去治癒彼此。而在治癒彼此的過程中，我又能發揮哪些作用，是今後我想努力去尋找的答案。

第五章
當圍牆邊的花朵綻放

「為了替被殺害的人們洗去冤屈，為了不讓任何人再度受到傷害，我會將刀刃揮向鬼的脖子，不帶一絲寬恕。但對於因為鬼這個字而感到痛苦、對自己犯下過錯感到悔恨的人，我不會踐踏他們。因為鬼也曾經是人！跟我一樣曾經是人！它不是醜陋的怪物，是虛無的生物，是悲傷的生物。」

擷取自動漫《鬼滅之刃》

死刑犯的新年賀卡

老實說，收容人或死刑犯知道我名字這件事，會讓我冷汗直流。大部分死刑犯都是因為殺人被關進來。「殺人」雖然就短短兩個字，但事件發生當下，即便整個過程不是蓄意，也讓我不敢去想像。

有些比較罕見的連續殺人犯，會讓人想起電影《殺人回憶》當中的情節，但並不是所有死刑犯都這麼猖狂。大部分都是年輕時期因殺人而被判死刑，已經被關二十多年的死囚。當中有些人因為表現良好，死刑降為無期徒刑，或甚至被釋放。

不過，「死刑犯」並非正確法律用語。韓國二〇〇七年之後，已改為「死刑確立者」[20]。根據二〇一六年修訂的定義，死刑確立者，指的是被宣告死刑且刑罰確立，收容於矯正機關者。死刑犯也不算是「正在服刑的」已決犯，因為對他們來說，他們的「服刑」便是死刑。因此，在執行死刑之前，必須將他們視為未決犯，但因為這些人待在矯正機關裡的時間比其他收容人長得多，所以在監獄裡的「地位」其實比絕大多數已決犯還高。

截至二〇二〇年十二月，全韓國共有六十名死刑犯。一般人可能很難想像，這群胸口別著紅色號碼牌的死刑犯是什麼樣子。但在診間遇到的死刑犯，其實跟我們沒什麼不同。他們也會肚子痛，也會心臟不舒服，他們的冠狀動脈也會阻塞。

我有一個死刑犯患者，聽說他年輕的時候會打網球。「網球」這兩個字好像一下子就拉近了我跟他之間的距離，即使對方是死刑犯。這名死刑犯很常跑來看診，頻繁到監獄職員看到他都會說：「哇，又偷溜出來放風了。」

今年，我又收到他寫的新年賀卡了，親筆寫下的字，一筆一劃，非常端正，好看到都可以拿去做成電腦字體了。去年他也曾寫新年賀卡給我，我將收得好好

---

20 有關韓國執刑與收容人待遇之法律第二條第四款。

的賀卡拿出來看，第一句話寫著「讚美耶穌」。根據刑事政策研究院二〇二一年的報告書[21]，截至二〇二〇年十月，五十六名死刑確立者，全部都有宗教信仰，其中基督教為三十二名。雖然只是我的猜測，但我認為他們應該都是入獄後成為基督教信徒，而非一開始就相信宗教。一輩子都得被關在監獄裡，隨時都有可能遭到槍決，或許是因為現實殘酷，讓他們選擇依賴宗教信仰。宗教能為他們帶來什麼？還是說宗教成為了他們「活下去的理由」？我猜不透，也難以猜透。

以下是二〇一九年年底死刑犯送來的新年賀卡上的某一段話，感覺像是很認真在開導我的字句。

說自己是基督徒，
並不代表明白一切，
而是承認自己不懂所感受到的混亂。
所以我們要謙虛地請求來自上天的教導。
不是主張自己已經完整，

而是承認自己還有許多不足之處。
所以我們必須只相信上天對我們的認同。

二〇一九年，我從順天監獄調到首爾看守所。那年有好一段時間，我工作重心都在煙毒犯身上。對於收容人的苦楚，對於被成癮症狀控制的身體，我到底懂多少？是否只因為自己是醫生，就認為自己能體會他們的痛苦與煎熬？而那封來自死刑犯的新年賀卡，彷彿就是在告訴我，不要認為自己好像什麼都懂。

到了二〇二〇年，死刑犯送來的新年賀卡，比先前多了一些日常片段。

今年一整年大家都很辛苦，尤其是醫生您最勞碌，辛苦您了。可能是您還沒從大邱或光州回來，昨天因為第二階段檢查報告到醫務科報到，沒能跟您打聲招呼。祝您身體健康，我也為您祈禱，盼您能度過一個幸福的聖誕節，二〇二一年萬事都能得到主的恩寵。

21 韓國刑事政策研究院，〈廢除死刑之法律籌備與替代性懲處相關研究〉，二〇二一。

在首爾看守所服務時，每周會和特定幾名收容人至少見上三次面，幾乎比爸媽和好友還更常見面，只不過地點是在診間。一般醫院也很少有病患住院超過一年以上，我想之後不管我在哪裡工作，應該都不會再遇到這麼頻繁見面的患者了。我們之間的關係，比其他醫生和患者的關係還要更「緊密」。或者說，我們其實比起醫生和患者，其實更接近「公司同事」的感覺。

就這樣，犯罪者成為我職場生活中，最「疼惜」的一群人。假如哪天我死了，說是死前為死刑犯勞心勞力也不為過。雖然這些人犯下的罪行與被害人的傷痛絕對不可能被抹去，但有句耶穌的箴言，讓我眼前這位死刑犯深信不疑。

> 我實在告訴你們：凡你們對我這些最小兄弟中的一個所做的，就是對我做的。
>
> 〈馬太福音〉第二十五章第四十節

我在金泉與大邱——新冠肺炎有感（一）

「新冠肺炎」疫情肆虐全國，矯正機關當然也無法倖免。二〇二〇年二月二十九日凌晨三點，金泉少年監獄出現第一名確診者。金泉少年監獄醫療科長還因為密集接觸，必須實施居家隔離，原本在金泉服務的公共保健醫師被派到大邱西區保健所，但因為那裡也出現確診者，造成該同仁也必須進行居隔，於是，整個金泉少年監獄裡一個醫生都沒有，整座監獄陷入恐慌。

為提供醫療支援、確保篩檢診療所正常運作，在首爾看守所的我，和身在驪州監獄的公共保健醫師同仁立刻出發前往金泉。本來我預計在三月七日要被派往大邱，驪州監獄的醫師同仁則被派往仁川機場檢疫站，一聽到金泉的分發指令，我帶著半自願的心情出發了。為什麼說「半自願」呢？因為其實我和驪州監獄的同仁都對矯正機關有感情了，所以對於上頭的指令毫無異議，立刻聽命。與其說我們擔心設施無法正常運作，其實我們更擔心的是被困在裡面的人們。

穿上D級防護衣，我準備去找確診者。全身防護衣的等級有A級到D級，D級防護衣用來阻絕SARS、MERS、COVID-19等飛沫傳染病病毒。雖然是防護衣當中等級最低的，但依然把全身都包得緊緊的，只剩下臉露在外面。確診者走了出來，臉上雖然戴著口罩，但身上防護衣卻呈現半解開狀態。房間前面堆著一大疊食物被清空的碗盤，但確診者卻說自己已經四天沒吃東西。我開始測量他的血氧、血壓、脈搏和體溫。全部都正常，他卻說自己呼吸困難，然後一屁股跌坐在地上。接下來他說的話，聽在我耳裡就像是在無理取鬧。「反正這裡面的人都快死光了，快點把我送到外面的醫院好嗎？」他這麼說。感覺還蠻熟悉，就是我天天都會聽到的那些老套說詞。

一個醫生直接叫患者不要無理取鬧，可能會讓人覺得沒有職業道德。但我卻很常對身體不舒服、跑來看診的收容人這樣講，講到我都有心得了，但我並不是為了要批評收容人詐病，而是因為有時會覺得他們的抱怨有著「可愛」的一面。

比方我會遇到患者對我說「好想見見我老婆喔……」這願望沒人能幫他實現，他知，我也知，但他還是想對我發牢騷，不禁讓人覺得有點可愛，有點不捨。

當收容人開始無理取鬧時，必須靜下心把它聽完。這並沒有想像中簡單，有時我也實在是會聽不下去。

外派期間，有兩名與確診者共用同一間房的收容人也確診了。那段時間，整個金泉少年監獄的職員與醫療團隊可說是同舟共濟，只為了避免疫情在獄內擴散。我們透過監視器畫面與舍房分配表一一找出接觸者，並將他們隔離在單人房。出現接觸者的地方也比照確診者進行清消管理。監獄官們留在宿舍沒有回家，甚至親自處理原本由舍房清潔員負責的配餐作業。

典獄長非常尊重我們這些年輕公共保健醫師，不僅把我們當專家看，也非常積極配合我們的各種要求。為了讓我們順利推動醫療工作，還協助說服其他職員。因為典獄長大力相助，我們才得以擴大篩檢範圍。在如此緊迫的時間內要發揮這般領導能力，是非常不容易的事。更不用說，當時慶尚北道傳染病管理團隊與金泉市保健所，還強迫我們必須立即進行全數調查。

矯正機關的單人房數量有限，因此確實隔離疑似接觸者，比什麼都還來得重要。我們必須要將擴大感染最小化，避免讓確診人數超過矯正機關能夠負荷的程度。在這段時間裡，典獄長選擇尊重兩位公共保健醫師的建議並下決定，不受其他外部機關影響。最後，金泉少年監獄確診人數僅三名，危急情況也劃下了休止符。

任務結束之後，我們和金泉少年監獄總務科長一起用餐，記得科長當時這麼說。

「這裡面真正身體不舒服的人只有一半，另一半是心裡受了傷。」

我對這句話再同意不過。有些人看到為了收容人安危不顧一切跳出來的人，會用精神科術語「反移情作用」（指的是治療師對患者的反應，治療師對患者產生情感的狀態，一般認為反移情作用會妨礙治療。）來形容。在這次金泉少年監獄確診事件的新聞報導底下，看到很多像是「犯罪者就是該死」之類的留言，這種留言應該是源自於對被害人的同情心。但我已從太多研究、統計，甚至是我自己親身經驗中體會到，矯正機關裡的人，有著怎樣的社會經濟背景。體會到為什麼會有人說「你可以恨罪本身，但不要去恨罪人。」在矯正機關工作的這段時間，我才終於明白這些話的道理。

金泉少年監獄一直是我很想去的地方之一，雖然我壓根也沒想到最後是因為疫情而前往。總務科長說，這裡的孩子，從來沒有機會依靠父母。雖然因為收容人員減少，整體收容人當中只有兩成是少年犯，但金泉少年監獄依然是屬於少年犯的地方。在這裡，有超過一百名少年犯。

其實，按照我原本的計畫，被派往金泉少年監獄的那天，本來是要去美國考醫生執照的日子。當公共保健醫師這段期間，為了這個考試，我投入了非常多的時間和金錢，但一切就這樣付諸流水。一場疫情，讓所有事情都變得難以預測。

雖然每個人都因為這場疫情受到很大的波及，但在所有職業當中，我認為日常生活出現最大變化的，就是「醫生」。我們身邊有非常多的醫生，尤其是在防疫最前線陪伴患者的公共保健醫師，跟這些人比起來，我的故事真的搬不上檯面。金泉少年監獄總務科長的一句話，一直深深烙印在我的心中。

「我很慶幸我是監獄官。」

這句話帶給了我莫大的鼓舞，因此我也想說：
「我很慶幸，我是醫生。」

比暴動更可怕的事——新冠肺炎有感（二）

二〇二〇年十二月二十日到二十一日，我曾在東部看守所執勤兩天。前一天還在光州監獄處理新冠肺炎的事情，就接到矯正本部緊急通知，希望我趕快到首爾東部看守所幫忙。

截至十二月十五日，新聞報導東部看守所有十四名職員確診，收容人當中除了一名已出獄者之外，沒有其他人確診。很難相信職員當中有十四個人確診，所內卻沒有任何一個收容人是確診者。十六日與十七日這兩天，內部做了什麼樣的討論與決策我無從得知。不過想當然會針對確診職員進行流行病學調查，並對有接觸的收容人實施篩檢並加以隔離。但後來看了新聞報導我才發現，完全不是這麼一回事。

看守所與保健所和首爾市達成協議後，十二月十八日，針對東部看守所內全體收容人實施篩檢。隔天，有一百八十五名收容人被判定為確診。而我就是在之後的十二月二十日，緊急進入東部看守所協助後續的處置。

十二月二十日是星期天，我搭著清晨五點半的第一班車從光州出發前往首爾。沒有人要求我搭第一班車，但我卻心急如焚。因為我很清楚，如果沒有在最短的時間內控制好，情況將會一發不可收拾。不難想像當時東部看守所的狀況有多麼嚴重。

我大約在八點抵達東部看守所，現場人員表示正在依照十九日的篩檢結果進行收容人的分流，因為稍早前接到疾病管理廳通知，要求將確診者與接觸者分開。我不禁心想，確診者多達一百八十五名，難道在這麼短的時間內就火速完成流行病學調查了嗎？畢竟透過出庭、接見、諮詢、調查收容等各種移動紀錄與監視器畫面掌握所有動線，可是個大工程。

後來我才知道，當時東部看守所的措施分為三階段。

第一階段：將接觸者分別聚集到三個舍棟裡。跟新聞報導的一樣，該過程當中有八名確診收容人一起被隔離進去。接觸者人數與最終公布的確診人數相同，為一百八十五名。

第二階段：這個時候，所方制定了一個標準，用來分類接觸者與非接觸者，也就是——是否與確診者共用一個房間。他們完全沒有把出庭、接見等其他因素考慮進去，就連舍房清潔員的動線也都不在考慮範圍內。清潔員是否可能也是帶原者，造成病毒擴散開來，這些因素全都被排除。只有跟確診者共用同一個房間的收容人，才會被分類為接觸者，而該人數總共為一百八十五名。疾病管理廳完全沒考慮到舍房清潔員和出庭等事宜，就直接開始流行病學調查，並下令進行人員分流。

第三階段：有三百多個人被分類為「非接觸者」，並被移往其他地方進行安置。但問題在於，僅憑一次全數調查，其實非常難找出所有的「非接觸者」。分類接觸者與非接觸者時，並不是單純以陰陽性篩檢結果來區分，而是必須追蹤感染預估時間點的實際動線，進行流行病學調查後加以判斷。因為即便篩檢結果是陰性，也有可能早就與確診者或接觸者接觸過。這也是被分類到非接觸者的群體中，後來會一直出現確診者的原因所在。也就是說，這個步驟，幾乎可以說是將三百個未爆彈直接往舍棟裡丟。

而負責這所有過程的，除了一名疾病管理廳派來的流行病調查官以外，就只有矯正機構裡的一名護士，現場沒有醫生，也沒有具備足夠疫情管控經驗的人員。

經歷金泉少年監獄以及光州監獄之後，我對新冠肺炎有了以下的掌握。

一、即便篩檢結果為陰性，只要與確診者共用一個房間，其實幾乎等於陽性。因此，將當天確診收容人與同日篩檢陰性收容人分開並不管用。若無法讓當天確診收容人與同日篩檢陰性之同寢收容人分別安置於單人房（東部看守所就是這樣的案例），就不該急著將確診者帶離房間，而是應該考慮「以房間為單位」進行集中照護。就像一般家庭當中，如果有人確診，也是以家庭為單位進行集中照護一樣。

二、除了確診群體與同寢群體之外，應該將其餘收容人分為兩組。也就是與確診者有接觸的高風險接觸者，以及接觸確診者同寢收容人的低風險接觸者。找出高風險接觸者與低風險接觸者之後，在條件允許情況下，必須將其安置於單人房。這些人可能會成為確診者，也可能不會，若最後確定是確診，那麼同寢其他收容人就會從接觸者直接變成密切接觸者。

爆發一百八十五名確診者這件事，代表防疫在一開始就已出現很大破口。東部看守所有收容人在第一位確診者出現的一周前，就曾表示有喪失嗅覺及味覺的症狀。當時醫務科並沒有為該收容人看診，只開了感冒藥給他。

十二月二十日，有關單位開始一連串毫無意義的會議，沒有確診者名單，也沒有被分類為接觸者的收容人名單，什麼都沒有。我從早上八點一路工作到凌晨一點，一口水也沒喝、一口飯也沒吃，當時我們正面臨醫療廢棄物的嚴重問題，再這樣下去，在確診者舍棟工作的職員和醫生都可能會被感染。

我身穿防護衣，忙得團團轉，先為幾十名確診者看診，接著將走道上收容人亂丟的廚餘清乾淨。當時只有兩位職員協助我，由於先前曾有一次收容人破電子門而出的狀況，其他醫護人員都很怕再發生暴動。還好，在我看診這段時間，沒有任何人出來搗亂，因此也能向確診收容人好好說明新冠肺炎的相關事項，以及之後的治療流程。

那天，我真的真的好想哭。東部看守所連續好幾天登上媒體版面，我想矯正機關應該從來沒有這麼被關注過吧？這大概也是第一次有國務總理進到矯正機關來視察了。

再來談談新冠肺炎的篩檢。每個人帶原期間相異，有些人在接觸十四天後才出現陽性反應。全部做一次篩檢，出現陰性就代表安全嗎？難道耗費大量人力與金錢成本的全數篩檢要定期實施嗎？針對全數篩檢後呈陽性反應者以及接觸者，又制定了哪些後續對策呢？而且篩檢方式還不是聚合脢連鎖反應（PCR），竟然打算用快速抗原來做全數篩檢，讓人幾乎快要看不下去。根據診斷篩檢醫學會公布的資料，快速抗原篩檢的敏感度[22]僅為百分之四十一，一般PCR篩檢的敏感度超過百分之九十七。

光靠篩檢是無法避免疫情擴散的，唯一有效的方法，是限制移動與接觸。如果是接觸者或疑似確診者，接受篩檢是必要沒錯，但不需要因為擔心或感到不安就進行篩檢。平常盡可能避免移動與接觸的人，只要一聽到自己的篩檢結果是「陰性」，就會像擁有了全世界一樣開心。但透過棉花棒採集檢體的篩檢方式，還是有很高機率出現偽陰性，感染初期進行篩檢甚至還有可能完全驗不出陽性。無條件的篩檢，等於給了所有人一張免死金牌。唯有在正確的時間點實施篩檢，並時刻保持警惕，才能真正起到防疫的效果。

即便是無症狀者，一聽到自己是接觸者或是陽性，也會突然開始覺得自己身體好像怪怪的。因此「看吧，就說要在症狀出現之前就先發制人做篩檢找出確診者。」這種話並沒有太大意義。即便病毒已經沒有傳染力，還是可能會驗出陽性。如果是這樣的話，該在哪個時間點進行流行病學調查呢？

我們真能藉由流行病學調查找出所有無症狀感染者嗎？其中有些人會慢慢恢復，傳染力也會跟著下降。我們沒辦法透過流行病學調查將這些案例一一找出來。

總而言之，接觸者和疑似確診者的篩檢是必要的。但若是移動與接觸受限的

22 簡單來説，敏感度就是疾病檢驗準確度的標準。假設罹患某種疾病的人數為一百名，透過A篩檢找出其中九十名確診者，那麼A篩檢的準確度就是九成。換句話説，剩下的十個人雖然也是確診者，但在A篩檢中屬於漏網之魚。

地方（尤其是矯正機關），應按照疾病管理廳指示，先由醫生進行診療後再決定是否接受篩檢。時至今日，依然有許多「非疑似接觸者」的人在做篩檢。「尋找陽性大作戰」的作法並不能為防疫與醫療處置帶來任何積極變化，卻依然處於現在進行式。醫療資源有限，在缺乏完整重症患者管理對策的情況下，我擔心是否將資源過度耗費在沒有意義的地方，甚至一再傳達錯誤訊息。

這場疫情，讓矯正機關渡過極為艱難的時刻。不過金泉少年監獄和光州監獄的防疫作業非常成功。只可惜這些成功防疫案例，沒能跨出矯正機關讓全社會知道，成為有價值的參考。

後來，東部看守所持續出現確診者。到了二〇二一年一月，確診人數來到一千二百名，佔整體收容人數的一半。經歷東部看守所的慘痛教訓後，全韓國的矯正公務員與矯正機構醫療團隊使盡全力對抗新冠病毒。當然其中難免會有失誤，偶爾也會遇到袖手旁觀的醫生和監獄官。但大部分的矯正公務員都將防疫視為最大使命，努力完成自己的份內工作，只為了避免疫情再度擴散。而我相信，這些努力終將使矯正機構變得越來越好。

少一點仇恨，多一點愛與包容

那天，我接到一通來自戒護科的電話，要我到報到處一趟。戒護科說，所裡來了一個跨性別收容人，需要我去協助確認對方有沒有生殖器。這名收容人正在施打女性賀爾蒙，先前做了隆乳手術，但還沒切除生殖器。記得那時，除了跟團去泰國玩時見過跨性別者，我還真沒在現實生活中遇過。還來不及做體檢，正當我在報到處與醫療科兩邊奔波時，聽到一句讓我相當錯愕的話，一句來自監獄官與醫生們，充滿嫌惡與仇視的話。

「真欠殺。」

我發誓我沒聽錯。

在監獄裡，跨性別者等性少數者三天兩頭就要面對他人的玩笑、排擠與嘲諷。跨性別收容人如果對監獄官說「叔叔，你為什麼一直盯著我看呢？」無論職位高低，幾乎沒有一個人不生氣。我有時覺得這些反應太過頭了，但「欠殺」兩個字讓我幾乎聽不下去。

> 社會整體人權意識逐漸成熟，有健全的法律制度來填補漏洞，所以就不用擔心仇恨會出現？太天真了！更加狡猾、更加頑固的仇恨，正在等待大家加入呢！當我們選擇與仇恨站在同一陣線，連接彼此的共同體就會在轉眼之間崩壞。
>
> 擷自《我厭惡仇恨》（혐오를 혐오하다），金容敏

以前的我其實也沒好到哪裡去，在某個時間點以前，我也曾將性少數者視為「治療對象」，甚至不假思索表達這些觀點。而我完全沒想到，有人會因為我的一句話，一次又一次受傷。過了好久之後我才恍然大悟，我的其中一位好友，原

來也是同性戀。當我聽其他朋友說，那位同性戀友人跟其他朋友出櫃，卻遲遲不敢對我開口時，真的覺得好丟臉。現在我們相處很好，我還很常向那個朋友問一些只有「內行人」才知道的問題，想了解面對性少數收容人時該怎麼做會比較好，朋友也會給我一些實用的意見。

仇恨主義帶有暴力性、大眾性以及傳播力。與支持性少數者的聲音相比，咒罵性少數者的聲音佔壓倒性勝利。對於仇恨的主張，比宣揚愛與包容的力量還來得更強大、更容易成為主流。而支持性少數者的人們，通常會在團體當中遭到壓迫與排擠。當他們希望其他人尊重性少數者時，對方總會這麼回答「怎麼？你也是Gay？」

矯正機關裡的性少數者比例正在慢慢上升，這也造成一些人權問題越趨嚴重。性少數者與HIV感染者基本上會被收容於單人房，但這其實是一種「被出櫃」，讓他們被貼上標籤。監獄運動時間通常以舍房為單位進行，開門讓收容人外出運動時，誰從單人房走出來都可以看得一清二楚，也因為這樣常常出現一些歧視行為。比方有些收容人會用熱水壺在地上澆水劃界線，大吼大叫要特定幾名收容人不准越線。[23]性少數收容人非常容易感到自己被孤立、被排擠，也有些人會因此罹患幽閉恐懼症或恐慌症。

有些性少數收容人不願意進入單人房，這種情況就比較尷尬了，因為他們其實很清楚矯正機關不允許混住的規定。不管是性少數者與性少數者同一間，還是性少數者與異性戀者同一間，都無法排除「性」問題發生的可能。不過，不能只因為他們是性少數者，就認為他們比異性戀者更有可能引發性問題。無論是異性戀、同性戀、雙性戀，只要混住就很有可能發生性問題。雖然不見得完全一樣，但我們可以試想部隊裡發生的性騷擾、性侵害事件，應該就能馬上理解。

對其他收容人進行性騷擾與性暴力，引發性問題而遭到調查的收容人一而再、再而三地出現，而我們的行政系統在面對這些問題時卻顯得消極保守，只希望能將責任降到最低。無論身處哪一個群體，大多數韓國人都還是認為「怎麼會把男同志跟一般人關在一起呢……」

遇到跨性別收容人時，最煩惱的就是該安排他們進入男舍還是女舍。舉例來說，MTF（Male to Female，男轉女）跨性別者，究竟應該要按照原本性別進入男舍，還是該讓他們進入女舍呢？再加上若是只打女性賀爾蒙、沒有做變性手術的MTF跨性別者的話，事情就更複雜了。我在矯正機關裡一共遇到四名MTF、FTM跨性別者，他們全都沒有做變性手術。最後我們決定以他們原本的性別為準來安排入住。即便住進男舍單人房，如果收容人認為自己是女生，在毫無隱私的環境中與男性職員及男性收容人一起生活，也會感到非常不便。反之亦然。如果依據收容人認為的自身性別來安排舍房，也會讓其他收容人感到不自在。

戒護科通常會確認新進來的收容人是否為性少數者，如果當下對方沒有回答清楚，或需要再次確認時，判斷收容人性別認同的工作就會交由醫務官進行。不過老實說，我到現在還不知道有哪些醫學性問題能用來確認對方的性別認同，而且矯正機關裡也沒有相關的參考資料。很多時候，我連自己該用怎樣的態度發問都摸不著頭緒。也許聽起來像在找藉口，但這真的是我們在醫學系時期從未接觸

23 該事件還曾經被媒體報導出來。韓聯社《監獄針對性少數者進行獨立收監，HIV感染者標示「特殊患者」引爭議》，二〇一九年十二月十八日報導。

過的領域。通常我會在不帶任何情緒的狀態下，問對方以下這三個問題：

你認為自己的性別是？

你認為自己比較有魅力的性別是？

你會男扮女裝（或女扮男裝）嗎？

通常對方都會照實回答，不過也有例外。有些收容人，不是第一次進入矯正機關、非常清楚監獄生態、不想與其他人同住，就會刻意表明自己是性少數者。也有些收容人關進來後發現不習慣與他人同住，就突然跑來「告白」說自己是性少數者。也就是說，總是會有人因為想住單人房而說謊。

同性戀不該被「反對」，就像如果有人說自己喜歡蘋果，也不會被其他人反對一樣。這與贊成或反對社會制度之下的同性婚姻，是完全兩回事。多希望我生活在一個不需要解釋為何「反同」是一件很奇怪的事的社會。

談矯正機關之韓國與美國差異

「別光等待其他人站出來發聲，當你看到不公不義的事，就應該大聲說出來，因為這是你的國家。」

Do not wait for others to move out. Move out yourself where you see wrong or inequality or injustice, speak out, this is your country.

瑟古德．馬歇爾

每當我腦中浮現「韓國這個部分還有待改進……」的時候，就會不禁開始好奇，其他國家狀況如何？雖然早在疫情爆發之後，我幾乎快想不起來上一次出國是什麼時候。但熱愛海外旅遊的我，總會透過觀察其他國家來解決我心中的疑難雜症。

進入監獄工作之後，我也開始對其他國家的監獄感到好奇。因為矯正機關的醫療需求，很大程度上取決於矯正機關的紀律與生活。在韓國，矯正機關裡的黴菌與各種害蟲，導致不少收容人罹患皮膚病，也有許多收容人因為被關在小小的房間裡，而出現幽閉恐懼症或睡眠障礙。甚至還有一些患者因久坐而罹患被稱為「坐牢病」的黏液囊炎，也就是腳踝的腓骨部位發炎的症狀。這樣的病症在有床鋪的外國監獄並不是那麼常見。此外，勞役種類也跟疾病有很大關係。在廚房工作或是擔任清潔員較容易燒燙傷，若負責的是縫紉工作，比較會出現過敏或呼吸道症狀。

串流平台上有些像是《世界最殘酷監獄》的節目，能讓觀眾「躺著」走遍世界各地監獄。雖然不能以偏概全，但我想觀眾在收看節目時最有感的，大概會是「監獄的殘酷程度」。看到紀律嚴謹的監獄，就會心想「對嘛，這才叫監獄啊」。

在以監獄為主題的影視作品中，最受身邊監獄官同仁歡迎的，就是俄羅斯的

《黑海豚監獄》。在黑海豚監獄裡，當收容人必須移動前往另一個地方時，必須將雙手綁在身後，彎腰九十度前行。相反，挪威的監獄則提供飯店級的單人房。看到這般光景，不少人會感到十分訝異。根據這部紀錄片，挪威監獄透過設施與教化活動，大大降低再犯罪率。不過，是否真有必要為了矯正而浪費龐大公帑，這在挪威國內也同樣是議論紛紛。

那麼美國監獄呢？美國矯正醫療狀況如何？最近幾年，韓國法務部矯正本部，每年都會送四到五名醫務官去美國「全美矯正醫療學術研討會」（National Conference on Correctional Health Care）研習。主要目的有二，一是希望讓醫務官針對美國當地矯正醫療進行考察，二是因為韓國矯正設施醫務官吃力不討好，志願加入者較少，所以才推出這項福利。雖然我不是醫務官，只是公共保健醫師替代役，但很幸運，我在二〇一九年十月，與首爾南部監獄、天安監獄、大田監獄、仁川看守所的醫務官前輩們，一起到美國佛羅里達州，參加該屆學術研討會。

雖然參觀監獄行程額滿沒能報到名，但在這場學術研討會中，我從矯正機關從業人員身上，獲得了非常寶貴的第一手資訊。一直以來，透過論文、書籍、網路資料接觸到的美國矯正機關與矯正醫療情況，與所謂的「已開發國家」相去甚遠。美國矯正機關基本上可以用三個詞來描述：大規模收監、種族落差、民營化。與國家人口總數相比，目前美國的收容人數是全球最多。光是這點造成的問題就數不勝數，更讓人頭痛的是，相較於犯罪率的收監率，不同種族之間落差非常大，再犯率也相當高。而且美國的民營監獄比例很高，幾乎可以說監獄已出現了「產業化」現象。民營監獄的醫療服務，主要採外包方式進行。監獄裡不會有醫師駐點，而是在需要醫療人力時，由簽約的醫療公司派遣醫護人員前來看診。

就民營化這點，韓國和美國雖然有很大的不同，但還是有些相似之處。我們的矯正機關都面臨許多尚未解決的難題，諸如醫療人員不足、特殊醫療處置可行性低、收容人的投訴對醫療處置造成的妨礙、收容環境導致的特殊醫療問題……這些都是韓國與美國的共通點。

社會特徵與收容人犯罪型態的不同，是韓國與美國矯正機關的主要差異。而目前韓、美兩國最大的不同之處，在於對「肺結核」問題的重視，韓國非常重視，美國則否，因為美國的肺結核發病率不高。美國最在意的問題，是C型肝炎，研討會議程中，有非常多與C型肝炎預防、早期診斷、防止擴散、治療方法有關的講座與討論。也許原因不只一種，在美國，除了收容機關，社會上的毒品問題也不容小覷。與韓國相比，美國用針頭注射毒品的比例高出許多，也因此，透過針頭傳染的疾病感染率也偏高。吸毒途徑的傳染，可以說是C型肝炎擴散的原因之一。

另一個有趣的部分是，在美國，收容人看診時需要付費。原則上只要收容人提出要求就可以看診，但過程中若有移動的需求，費用由收容人自付。美國同時也推出相關支援方案，為負擔不起的收容人提供協助。有不少人認為，在韓國，收容人之所以能隨心所欲跑出來看診、拿藥，相當大的原因之一，是因為韓國的矯正機關在看診時，不會收取任何診療與藥品費用。收容人一年三百六十五天把感冒藥和消化藥當成維他命在吃，是因為自己不用付任何一毛錢。因此我認為，有必要認真考慮酌收診療費或藥品費，哪怕是「銅板價」也好。

在美國與韓國其他醫務官前輩交流，是非常難得的寶貴經驗。每到晚上，我們都會聚在一起，討論當天學術研討會上出現的內容，該如何套用到韓國國內比較恰當，時間不知不覺過得好快。真希望平常也有這樣的機會，能與韓國國內醫務官一起針對矯正醫療的各種課題與難題，進行暢所欲言的交流。因為矯正醫療的過程與結果，有相當大一部分其實取決於醫務官本身的哲學。

人權、正義，以及公平的刑事司法。就像社會上的其他領域，尋找「正確答案」固然重要。但更重要的是，懷抱堅定的意志與不滅的熱情，一起分享、討論，往更好的方向不斷前進。這也是我認為美國的優勢所在，美國除了矯正醫療學會之外，還有矯正機關醫師會，有針對矯正機關品質主動進行管理的單位，以及懷抱使命感，深入探討相關問題的媒體。尤其像是專門探討矯正機關問題的「馬歇爾計畫」（Marshall Project，旨在紀念第一位美國黑人大法官瑟古德·馬歇爾的計畫）等媒體組織，也讓我倍感羨慕。韓國也需要秉持堅定哲學並付諸行動的團體出現，刻不容緩。

心與心的連結

每個人的個性都不一樣，醫生也是人，因此每個醫生與患者建立關係的方式也大不相同。有些醫生不會介入患者私人生活，習慣與患者保持適當距離。而有些醫生會與患者非常親近，相處起來就像朋友。

雖然醫生與患者的關係可能會影響患者的滿意度、健康與預後，但這並沒有所謂的正確答案。而對矯正機關的醫生而言，關係的建立就又更難了。很多時候，我們沒有辦法把收容人當成患者看待。因為在我們認知到他們是患者之前，大腦會先告訴我們這些人是「犯罪者」，我們會先感受到恐懼與憤怒，而不是對病患的同情。身邊的監獄官同仁也經常提醒我，不要跟收容人「走得太近」。但若不把收容人當患者，到頭來最痛苦的還是醫生，這點我非常肯定，因為工作時快樂不起來。想像一下，如果自己的工作是負責治療「犯罪者」，讓「犯罪者」不病也不痛，真的開心得起來嗎？有些醫師同仁甚至因為這樣，會覺得自己彷彿變成了「共犯」。

那我呢？醫學系畢業後，還沒當實習醫生或住院醫生，我就直接成為公共保健醫師了。還沒來得及在旁觀察其他同仁是如何親切地對待患者，就一股腦栽進了矯正機構。現在回想起來，在面對這群歷經各種「大風大浪」的收容人時，為了不讓對方覺得我好像很好欺負，我並沒有太過於親切，而是努力維持一種強硬的態度。為了不在診療過程中被收容人牽著鼻子走，為了在各種詐病之中找出真正需要治療的患者，我在不知不覺中習慣了處於「緊繃」狀態的自己。這種生存戰略雖然讓我變得更堅強，但也讓我反思「為什麼我不能再更親切一點呢？」然後把一切怪到自己的人格頭上。我也常常反問自己「難道我就這點肚量嗎？」

雖然現在我依然常常感到自責，但不管眼前這位收容人是因為犯了什麼罪而被關進來，不管他們對我說了什麼謊，只要他們進到診間來，他們就是我的患者。有些人會說，是因為我有宗教信仰才能不帶偏見，也有人說我是對收容人產生了反移情作用。其實我也不知道究竟是為什麼，可能有點類似把恐怖份子跟一般患者「一視同仁」的無國界醫生吧？但要我像其他醫師同仁一樣，在收容人出獄之後另外約出來吃飯的話，我還真沒那本事。有些收容人會跑來告訴我，出獄後會再來找我。聽到當下心裡雖然很感謝，但其實也會稍微嚇一跳。不過我也會在心裡偷偷放話「出獄後不找別的醫生，特地來找我看診的話，我再特別給你關照關照。」雖然也不是什麼值得拿出來說嘴的事，但卻是我對患者的真心。

我曾經與其他矯正機關的公共保健醫師同仁聊過天，那位同仁說，矯正機關裡的醫師可以分成三大類：將「自己」擺在第一位的醫生、將「職員」擺在第一位的醫生、將「患者」擺在第一位的醫生。如果是將「自己」擺在第一位的醫生，絕對不做會危害到自己的選擇。也就是說，只要是必須負起責任的、存在一點風險的事情，他們絕對不做。因此，這些人會以防御性診療為主，如果患者希望能進行簡單的手術，他們會選擇將患者轉送外部醫院。不過一想到法律上的醫療糾紛，就好像也不是不能理解他們的堅持。

而將「職員」擺在第一位的醫生，是讓其他共事的同仁「好過一點」的醫生。

比方說，他們可能會選擇多開一些精神藥物，讓收容人好睡一點，或是只要收容人開口就「有求必應」，幾乎不會遭到投訴。

最後是將「患者」擺在第一位的醫生。他們不是有求必應型，而是去判斷患者真正需要的是哪些治療。但在這個過程中，可能會造成其他職員的不便，也可能會遭到收容人投訴。

那位醫師同仁告訴我，說我屬於「第三類」。我不知道該不該把這句話當成讚美。也許在患者與其他同仁的眼裡，我是一個獨善其身的人，關於這點我並不是不知道。我想有很大一部分是個性使然，不這麼做會讓我過意不去，最後只好選擇順其自然。但不管是哪一類的醫生，只要是真心為患者著想，姑且不論對方是不是收容人，我相信患者一定也能感受到醫生的用心。曾有一位因藥物問題跟我爭執不休的煙毒犯寫了一封信給我，內容雖然不至於到讓人痛哭流涕，但字裡行間都在訴說著，他確實感受到我對他的「不離不棄」。雖然是收容人私下給我的信，但從信裡的內容應該無法推測出真實身分，所以也將部分內容稍微修改過後與讀者們分享。

這些話應該當面向您說的，但因為我比較內向，雖然文筆不太好，還是寫了這封信。

我年輕時也曾懷抱參加奧運的夢想，成為體育優等生，為了平凡的夢而努力運動、認真生活。（中略）

我想告訴醫生，我在這裡並沒有仗著自己身體不舒服，為了想拿藥就說謊，希望您不要誤會，我也沒有在背後道您的不是。真要說的話早就當面說了，我這個人本來就不喜歡說三道四，如果這過程中有任何讓您誤會的地方，在這裡先跟您說聲抱歉。雖然我身體不是非常健康，但聽說可以捐贈器官或大體，不知道自己什麼時候會離開，可以的話，也希望醫生能回信告訴我申請方式。本來應該要當面跟您說這些的，但礙於時間的關係，也擔心您感到不自在，最後決定寫這封信給您。我沒唸什麼書，如果有任何冒犯之處，還請多多見諒。

也謝謝您百忙之中撥冗閱讀這封信，祝您萬事如意。

我很謝謝收容人願意透過一封信，將短暫的診療時間裡無法表達清楚的部分傳達讓我知道。

在成癮等精神疾病問題方面，矯正機構醫療團隊與收容人之間的關係，真的還太淺了。並不是說必須像朋友一樣親近，只是希望矯正機關也能擁有類似一般精神科的環境，讓醫生更願意去傾聽患者一路走來的心路歷程。一個即使長時間幫患者諮商也不需看他人臉色的環境，一個當要把收容人帶來診間時，不會得到「現在人手不足」這種回答的環境。最後，我發自內心希望，每一位收容人在重返社會後，都能找到屬於自己的位置，真正成為社會的一員。

監獄這個地方，自成一個世界，是社會的縮影。

後記
因為是醫生，所以能勇敢地說

三年後，我在二〇二一年四月「出獄」了。在矯正機關工作的公共保健醫師退伍時，會用「出獄」兩個字來講。雖然進入監獄的目的是服役，但不得不說自己對這個地方已有深厚情感，花了非常多心力在這裡。不知道是因為在這個地方，經歷許多學生時期當志工時不曾遇到的事，還是因為在刑事司法與健康的交界線感受到這個領域的魅力。我在這裡使出渾身解數，只為提供更好的醫療服務。如果少了在艱難環境中，堅持自身職業道德的監獄官同仁們，我相信這一切不可能實現。在這裡，我想再次致上最深的謝意。

不是每個拿到醫師執照的醫生，打從一開始就零缺點。醫生也是平凡人，很多時候我們能說出口的也只有《機智醫生生活》中的那句台詞——「我會盡力。」三十歲、三十一歲、三十二歲。我用文字記錄成為醫生之後跨出的第一步，現在這些稚氣，看在將來自己眼裡，大概會覺得很可笑吧？這本書記載著我許多不足之處。雖然服完兵役，看似與矯正機關和矯正醫療不再有關聯，但我絕對不會忘記那段時間的自己，也會在能力範圍之內繼續做我該做的事。我想繼續寫作，也想繼續研究，想邀請志同道合的人一起推動防治計畫，幫助受毒品等成癮問題之苦的人。

在矯正機關這段時間，最讓我感到可惜的部分，就是不夠開放。有些矯正機關裡的問題，其實已超出法務部公務員的工作領域及能力範圍。我希望矯正機關與矯正醫療的相關數據，能被更多研究人員與外部專家看見。我希望能形成一個良好環境，一個當遭遇問題時，能集思廣益尋找解決辦法的環境。

我並不是在擁護壞人，也沒有對收容人產生移情作用。根據法律與正義執行刑法懲處是理所當然的事。我也反覆強調，我們需要給予受害者更多關心，也需要提供更多協助。但這並不代表所有的收容人都在說謊，也不代表所有人都詐病。

矯正機關裡的人們，是真的生病了。我沒辦法在書裡刊登照片，但我相信只要有人能親眼見證，能近距離觀察，一定會明白他們病得有多讓人難以置信，這是我在矯正機關裡親眼所見，我每天遇到的，就是這樣的患者。

這三年來，我經常感到愧疚。尤其是當看到努力守護收容人人權的監獄官同仁們，遭受收容人無端提告與指控時，心裡真的非常難受。但現在，我想站出來告訴大家。如果因為對方是犯罪者，因為對方是帶給其他人傷痛的壞人，就無視他們的醫療需求的話，不僅是侵害了人權，也會醞釀出更多的被害者。正因如此，身為一名以醫生為業的人，我希望能讓更多人知道他們的故事。他們，是真的生病了。

我依然相信人性，也對人性懷抱期待。我誠摯盼望，矯正機關不再只是服刑的地方，而是一座幫助這些人找回健康、重回社會懷抱的橋樑。希望能透過這本書，讓讀者感受到我的真心。

我是醫生，在監獄上班/崔世鎭著；陳家怡翻譯. -- 初版.
-- 臺北市：日月文化出版股份有限公司, 2022.12
面； 公分. --（社科苑；4）
譯自：진짜 아픈 사람 맞습니다：교도소로 출근하는 청년 의사, 그가 만난 감춰진 세계
ISBN 978-626-7164-89-1（平裝）
1.CST：醫病關係 2.CST：醫療服務 3.CST：監獄
419.47 111016365

社科苑 04

我是醫生，在監獄上班

作　　者：崔世鎭
翻　　譯：陳家怡
編　　輯：郭怡廷
醫學名詞審定：林啓嵐
內頁製作：唯翔工作室
封面設計：謝佳穎
行銷企劃：陳品萱

發 行 人：洪祺祥
副總經理：洪偉傑
副總編輯：曹仲堯
法律顧問：建大法律事務所
財務顧問：高威會計事務所

出　　版：日月文化出版股份有限公司
製　　作：EZ叢書館
地　　址：臺北市信義路三段151號8樓
電　　話：(02) 2708-5509
傳　　真：(02) 2708-6157
網　　址：http://www.heliopolis.com.tw/
郵撥帳號：19716071日月文化出版股份有限公司

總 經 銷：聯合發行股份有限公司
電　　話：(02) 2917-8022
傳　　真：(02) 2915-7212

印　　刷：中原造像股份有限公司
初　　版：2022年12月
定　　價：350元
I S B N：978-626-7164-89-1